これで解決！PT・OT・ST 臨床実習まるごとガイド

【監修】遠藤 敏・松田 隆治・大塚 裕一
小林 賢・内田 正剛・内山 量史

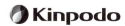

本書の内容と目的

　本書の目的は、それぞれの専門課程で学んだ学生が、机上の学習や学校生活では想像しづらい臨床実習で遭遇する様々な場面を、現場のセラピストと教員が想定し、その対策方法を具体的に提案することによって、臨床実習での不安や疑問を少しでも和らげてもらうことにあります。

　このような理由により、本書は実習生とも年齢が近い若い臨床と教育の現場で活躍している理学療法士、作業療法士、言語聴覚士のセラピストが協力して執筆し、経験年数の豊富な臨床や教育の現場に従事しているセラピストがそれぞれの専門家としての視点で監修をするという形で完成させました。

　学生の理解しやすさを念頭において、イラストを中心に、医療・福祉の実習現場で、実習時に要求される基本的な態度から、実習が終了し学校へ戻ってからの報告会の対策方法や、実習終了後の実習施設や実習施設でお世話になったバイザーとのつきあい方まで、どのように対応していけばよいのか、その方法を具体的に紹介した内容となっています。

　しかし、残念ながら、学生が抱くすべての不安や疑問を解決することはできません。当然のことですが、臨床実習に対して学生の抱く悩みは、個人個人でも異なりますし、受け入れていただいた臨床実習地でも要求される態度は異なる場合もあるからです。それでも、臨床実習地で要求されると想定される最低限の基本的な部分に関しては、解決策を提案できたのではないかと思います。

　ぜひ、本書が、臨床実習で学生の皆様のお役に立てることを切に願っています。

監修者・著者一同

監修のことば

"自身の学生当時のこと"

　私がPTになって40年以上、いろいろな患者さんを診させていただき、現在は学生教育の一端を担わさせて頂いております。しかしいつも考えるのは自分の学生時代、臨床実習に出たときの思い出です。当時の先輩方からは、暖かくて厳しい指導を受けました。特に厳しい指導が多かったと記憶しております。でも、いろいろな意味で学生にはおおらかに接してくれたような気がします。「明日からあの患者さんは診なくてよいですよ」と言われ、必死に考えて次の日に違う治療プログラムを提案すると、「では、行ってみて」と言われ、その日の夜にまた「明日から診なくてよいですよ」と言われる毎日でした（笑）。でもそのような状態でも治療を続けることが出来て、患者さんより多くのことを学ばさせて頂きました。当時の担当教官から、よく「患者さんが先生です」「患者さんから学びなさい」と言われ、臨床教育の重要さを指導して頂きました。今考えれば、学生なので大したことも出来なかったのですが、それは学生なので当たり前という気持ちがあり、開き直って臨床実習をしていたことが思い出されます。

　それで、ある小児の施設で小学校3年の脳性麻痺下肢痙直型の患者さんが、臨床実習初期と臨床実習後半の10m歩行スピード評価で、松葉杖の使い方や姿勢、歩き方は全く変わっていなかったのですが、約6秒も時間が短縮しておりました。このことを、スーパーバイザーに報告したところ、「それは、小児の彼が貴方のために何が出来るかを考えて、早く歩くことを選択したのだよ」と指導されました。我々の治療は当然ながら、究極は全ての動作を回復させることではありますが、このように相手が何とか社会復帰に向けた気持ちが起きてくれれば、ある程度リハビリテーションは成功したのではないかと思えるのです。学生さんでもこのようなことが出来るのだと思っております。

　現在の学生さんは、打たれ弱いような感じがあり、前述したようなやり方では、不安な学生さんは、ますます萎縮して実力が出せないような気がします。自分たちの臨床実習がどのようなものであったかを考えながら、学生さんの能力をさらに伸ばすのに何が必要かを考えて、さらに充実した臨床実習が行えるようにして頂きたいと思います。そのような思いを込めて本書を監修いたしました。本書が先生方や学生の皆様のお役にたちますようにと祈るのみです。

理学療法士　遠藤　敏

"現在の学生"

　これまで実習指導者として、多くの学生に接してきました。実習の序盤には、何をしていいのか検討もつかず、不安を抱き続けている学生ですが、終盤にはすっかり成長して、自信に満ちたたくましい姿に変身します。実習中に何らかのきっかけでスイッチが入ると、それ以降もう心配はありません。一昔前は多くの学生が元気だけが取り柄でしたが、様々なことに興味を持っていたため、スイッチが入る時期が早かったように思います。では、最近の学生はどうでしょう。全国各地で「今来ている学生はやっぱりゆとり世代なのかな？」「あの学生はいまいち反応が乏しいよね」「ちゃんと理解しているのかな？」などと実習指導者がつぶやいているのではないでしょうか。最近の学生を分析してみると「まじめ」「おとなしい」「失敗したくない」「プレッシャーに弱い」が多いようです。

　私自身の実習指導者の経験から感じるのは、学生は昔に比べて多くの知識と技術を有しており、いざ実践してみれば、実際にはある程度のことは出来るのです。あとは自ら行動出来るかどうか。本書が学生の最後の一歩を後押し出来るように、そして実習指導者の方々には最近の学生を理解して頂く一助になれば幸いです。

理学療法士　小林　賢

監修のことば

"臨床実習を楽しむ"

　時々、学生と関わる中で「臨床実習って何だろう？」と考えることがあります。私自身が学生の頃、臨床実習のイメージを全く持たず、臨床実習に臨みました。知識・技術の習得が不十分で、なかなか課題がこなせず、多くの指導を受けながら実習期間が過ぎました。

　その後、逆の立場として臨床実習指導者として実習生と向き合っていく中で何を伝えていけばいいのか？分かりやすい指導ってどうすればいいのか？など考えさせられることが多くなってきました。

　臨床現場を11年経験した後、約20年間養成校で教員として関わっていますが、「臨床場面を教育現場で効果的に伝えること」の答えを探し出せていません。DVDや写真など視聴覚教材を使ったり、各教員から臨床経験の話を講義中に伝えたりしても、臨床現場の様子は学生に伝わりにくいと感じています。しかし私たち教員には臨床で役立つセラピストを養成する役割があり、社会に貢献できる人材を輩出することも重要な役目だと考えています。そのためには臨床実習での体験は学生にとって有意義なものであってほしいと期待するところです。理想とする形として「楽しい臨床実習」が実現できるとすれば、ワクワクしながら実習に臨む学生が多くなり、実習後も達成感を大いに感じられ、卒後の臨床家としての自信が持てるのではないかと思います。

　実習前の不安や戸惑いなどを感じるのは皆同じですが、このネガティブな気持ちを少しでも減らして実習に臨むためのツールとしてこの本書が役に立てば大変うれしいことです。また、本書を通して「臨床実習で自分がすべきことのイメージ」を可能な限り抱いてもらいたいと思います。

作業療法士　松田　隆治

"実習の役割。仕事とは？"

　仕事は、「自分の有する問題解決能力を高めるもの」と考えます。

　特に我々セラピストに求められる仕事は、「臨床における問題解決の手順や手段、方法を専門的な知識・技術から創意工夫により、実践し経験値として積み重ねる」ことです。

　しかし、本書は、創意工夫し実践！というより「至れり尽くせり」の内容であり、一定の「解決策」の提案までしてあります。

　"臨床実習"とは、学校で学んだ知識を臨床現場にあてはめることではありません。もちろん、単位取得を優先するものでもありません。自らが志す仕事を正しく理解する第一歩と考えてほしいと思います。同様に指導する側も単なる画一的なスケジュール管理と評価だけではなく、学生の将来的な成長に繋がる臨床経験のスタート地点を共有していることを理解してほしいと思います。学生に求められている仕事は、知識上の記憶からのあてはめや方程式から導き出される「解」ではなく、臨床家としての問題解決能力を高めるための情熱をもった創意工夫と思います。実践力を高めましょう。

　本書に示されている臨床実習に対する一定の解決策は、これから「臨床経験」を構築することに専念するための最低限のスタートラインとして捉えてほしいと思います。解決策が見つかれば、良い正しい実習ではなく、その解決策を見つける過程が、将来を見据えれば重要であることを十分理解し、実習に出発してほしい。是非、積極的に取り組んでください。

作業療法士　内田　正剛

監修のことば

"送り出す教員の思い"

　臨床家として20年ほど実習生を受け入れ、現在は送り出す立場として学生と接しています。毎年の恒例ですが、実習開始1週間前になると日頃職員室に来ない学生まで頻回に職員室を訪れ、「バイザーは怖いのですか？」「最初は、やっぱり自由会話ですか？」などに始まり、なかには、心配してもどうにもならないだろうと思える質問、また些細な質問も飛び出し、浮き足だちます。しかし、学生の顔は顔面蒼白、真剣そのものです。現代の学生の特徴なのかもしれませんが「どうにかなる」「どうにかしよう」という前向きな気持ちにはなりにくいようです。

　そのような不安そうな学生を、臨床の先生方にお願いするわけですから、ついつい我々も、前向きな気持ちにはなかなかなれず、「大丈夫かな」と常に不安な気持ちで学生を送り出している現状があります。そのような気持ちを実習地の先生にもご理解願い、解決する方法を、ともに模索して頂ければ実習がさらに充実したものになるのかもしれません。

　そんなわがままなことを思いながら、何かしら解決させるための一助になるのではないかという思いで、この書を監修しています。どうか本書が先生方や学生の皆様のお役にたちますように……。

言語聴覚士　大塚　裕一

"現場バイザーの役割"

　平成12年より実習指導を引き受けてこれまで70名の学生の指導に携わってきました。

　実習は「辛い」というイメージを払拭し、学習意欲の向上につながる動機づけや言語聴覚士という仕事の魅力を感じ体験できるように指導を心掛けております。

　私達の仕事は職人のようなもので技術の習得には実際の場面で多くの経験が必要です。

　当院では多くの患者と接して経験値を上げ、学生なりの尺度（物指し）の構築と発展性を促すために複数の言語聴覚士がそれぞれの役割を持って実習生と関わり、環境調整を行いながら臨床参加型の実習を実践しています。臨床実習が単に知識や技術の習得だけに終わらないよう医療人として人として成長できる場として提供できるように努めております。

　本書は実習前の準備から実習中に心掛けること、実習後の報告会まで具体的かつ分かりやすくまとめられており、多くの学生のバイブルとして活用されることでしょう。

　リハビリテーション専門職を目指してこれまでと異なった環境（臨床場面）に出て多くの経験を積む臨床実習の意義は大きく、バイザーは後進の指導を担うという重要な責任があり、臨床能力に加え人間性や指導力など多くの力量が求められます。

　臨床実習指導者の教育力の問題が取り上げられる昨今、指導者側も一読して欲しい書籍だと思います。

言語聴覚士　内山　量史

目次

第1章 もうすぐ実習だ！ … 1

Step1 なんでするんだ、臨床実習？ … 2
1. 実習の目的と形態 … 2

Step2 何がいるんだ、臨床実習？ … 4
2. 実習施設を知ろう … 4
3. 予習をしよう … 6
4. プロフィール表はこう書く … 8
5. 連絡はこうする … 10
6. コミュニケーション力を磨け … 12

まとめ … 16

第2章 実習へ行こう！ … 17

Step1 どんなトコロだ、実習先は？ … 18
7. リハビリが活躍できる現場とは … 18

Step2 ここに注意だ、臨床実習〜身なり編〜 … 22
8. 失敗しない身だしなみ … 22

Step3 ここに注意だ、臨床実習〜言葉遣い編〜 … 26
9. とにかく挨拶 … 26
10. 基本は丁寧語 … 28
11. 誤解されないために … 30
12. 慣れは禁物 … 32

Step4 ここに注意だ、臨床実習〜態度編〜 … 34
13. 表情は心の鏡 … 34
14. 立ち居振る舞いに気を付けろ … 36
15. 施設の歩き方 … 38

Step5 ここに注意だ、臨床実習〜番外編〜 … 42
16. 距離感をつかめ … 42
17. SNSの使い方 … 44
18. 実習生同士の関わり … 46
19. 体調管理のコツ … 48
20. もし失敗した時は？ … 50

Step6 こう立ち回れ！臨床実習 … 54
21. 実習指導者との関わり … 54
22. 患者さんとの関わり … 56
23. ハラスメント対策 … 58

実習で使える用語集 … 129
実習に持っていくモノ、チェックリスト … 130
著者より … 132
監修者プロフィール … 135

Step7	これで解決！情報収集	62
	24　情報収集はこうしよう	62
Step8	もう悩まない！報告書の書き方	64
	25　デイリーノートの書き方	64
	26　報告書の書き方	68
	27　文献検索	98
まとめ		104

第3章　実習は終わった？　　105

Step1	今出せ！すぐ出せ！お礼状	106
	28　お礼状の書き方	106
Step2	報告会までが実習だ！	108
	29　スライドの見せ方	108
	30　発表のコツ	116
まとめ		120

第4章　実習を糧にしよう　　121

Step1	経験を今後に活かそう	122
	31　情報を共有しよう	122
	32　定期的に連絡をとろう	124
	33　就職先を決めよう	126
まとめ		128

column

1	初日の挨拶！？	14	8	実習メシ	53
2	一人暮らしのあれこれ	15	9	実習人づきあい今昔	60
3	気持ちで負けるな	20	10	飲みニケーションの是非	61
4	息抜き	21	11	明日やろうは…	102
5	挨拶のポイント	40	12	プリンターは壊れない！	103
6	起きたら9時	41	13	患者さんからの一言	118
7	コレで実習を乗り越えた	52	14	燃え尽き症候群	119

執筆者一覧

監修
遠藤　　敏	専門学校 社会医学技術学院
松田　隆治	帝京大学 福岡医療技術学部 作業療法学科
大塚　裕一	熊本保健科学大学 保健科学部 リハビリテーション学科 言語聴覚学専攻
小林　　賢	慶應義塾大学病院 リハビリテーション科
内田　正剛	株式会社 くますま
内山　量史	医療法人景雲会 春日居サイバーナイフ・リハビリ病院 リハビリテーション部

執筆
松本　明人	医療法人弘仁会 熊本総合医療リハビリテーション学院 作業療法学科
竹谷　剛生	医療法人社団 寿量会 熊本機能病院 言語聴覚士
新野尾嘉孝	医療法人社団 寿量会 熊本機能病院 理学療法士
山田　尚史	NPO法人列島会 創造館クリエイティブハウス 作業療法士・就労支援員
園田　将士	社会医療法人 黎明会 宇城総合病院 理学療法士
田中　誘一	社会医療法人 黎明会 宇城総合病院 理学療法士
小田原　守	社会医療法人社団 熊本丸田会 熊本リハビリテーション病院 言語聴覚士
岩坂　省吾	医療法人財団 聖十字会 西日本病院 言語聴覚士
池嵜　寛人	熊本保健科学大学 保健科学部リハビリテーション学科 言語聴覚学専攻

第1章
もうすぐ実習だ！

Step1 | なんでするんだ、臨床実習？

Step2 | 何がいるんだ、臨床実習？

Step1 | なんでするんだ、臨床実習？

臨床実習前には「もうすぐ実習だ！」と意気込んだり緊張したりすることもあるかと思います。なぜ実習に行くのか、実習で求められることを確認して実習に臨みましょう。

1 実習の目的と形態

「なんで実習があるの？？」と思う学生も多いと思います。いま一度、実習の目的と形態について確認しましょう。

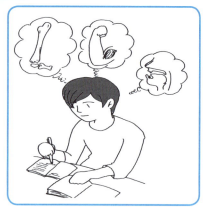
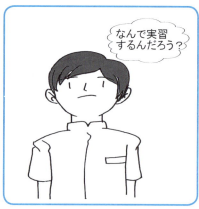
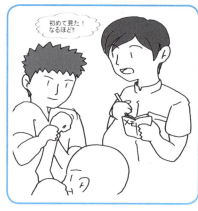
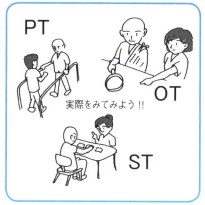

実習の目的とは何でしょうか。それは「学校では学べない知識・経験を積む機会であり、学校で習ったことを実践する」というところにあります。さらには、「就職に向けての予行練習」としても考えることができるでしょう。実習は、越えるべき壁ですが、患者さん・実習指導者から多くのことを吸収し、成長できるチャンスでもあります。そこで、実習の目的について再確認し、有意義な実習となるよう準備をしていきましょう！

次にPT・OT・STの実習形態についてですが、修学年数の違いや学校の教育方針によって異なりますので、ここでは大まかな流れを示したいと思います。

実習形態	求められる知識・技量・資質
初期実習 （約1〜2週）	□ 社会人として遅刻や無断欠席をしない。 □ あいさつがきちんと行える。 □ 患者さんやスタッフとのコミュニケーションをとることができる。 □ 提出物を遅れずに出すことや、基本的な報告・連絡・相談ができる。
評価実習 （約3〜4週）	□ 基本的な評価が行える。 □ 各評価結果についての考えを述べることができる。 □ 各評価から問題点を抽出し、症例の全体像をまとめることができる。 □ 全体像のまとめから、目標設定・プログラム立案が行える。
臨床実習 （約6〜8週）	□ 患者さんの問題点の集約と解釈が行え、目標設定、アプローチを行い、結果を考察することができる。

表：各実習形態で求められること

各実習形態に求められるものはそれぞれ異なります。皆さんがどの段階の実習に臨むかを、いま一度確認しておきましょう。

チェックポイント

☞ 実習の目的について把握できましたか？
☞ 実習形態で求められていることを理解できましたか？

- 実習の目的と形態を意識せずに実習に臨み、実習指導者に聞かれて戸惑った（27歳 OT）

第1章 ▶ もうすぐ実習だ！

Step2 | 何がいるんだ、臨床実習？

実習の目的を把握したらいよいよ具体的に準備をしていきます。実習では何が必要なのか一つひとつていねいに確認していきましょう。

2 実習施設を知ろう

実習先が決まると、一体どんなところだろうと不安を抱くかと思います。実習先の情報収集をすることは、前準備として非常に重要になりますので、確実に行いましょう。

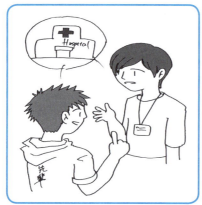
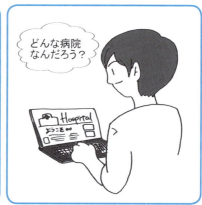
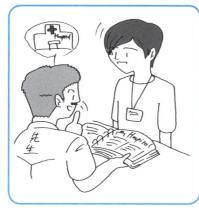
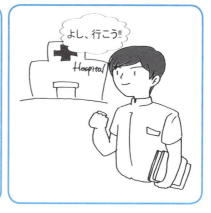

実習先には、病院・施設など多くの場所があります。実習生として、各実習先のリハビリテーションに対する取り組みや考え方を知っておくことは重要なことです。なぜかというと、実習前に足りていない知識・技術を再確認し、効率的に補うことができるからです。以下に、実習先の情報を手に入れるための手段を紹介します。

手段1：まずは先輩に相談！

実習先によっては、皆さんの先輩方がすでに経験した実習施設があるはずです。先輩とコミュニケーションを図り、積極的に情報収集しましょう。

手段2：インターネットを活用！

インターネットでの情報発信は、病院・施設においても重要な広報手段のひとつとなっています。対象領域や取り組んでいるリハビリテーションの手技や方法、考え方などをホームページで発信している場合がありますので、確認してみましょう。

手段3：学校の先生に相談！

学校には就職先、実習先としての病院・施設の情報が保管されています。また学校の先生からも、実習施設訪問で訪れた際の職場の雰囲気や、リハビリテーションの内容など、多くの情報が得られると思います。

> **チェックポイント**
> ☛ 実習先を調べるための方法が分かりましたか？
> ☛ 実習先の取り組みや考え方が分かりましたか？

 実習先が決まって不安になったが、先輩からの事前情報で気が楽になった（30歳 PT）

第1章 ▶ もうすぐ実習だ！

Step2 | 何がいるんだ、臨床実習？

3 予習をしよう

　実習先が決まり、情報収集から病院・施設の特徴が理解できたところで、具体的な予習を始めていきましょう。

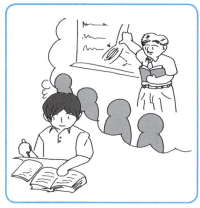
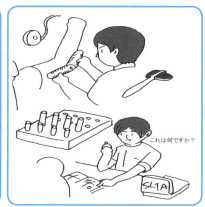
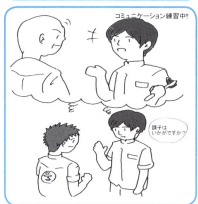
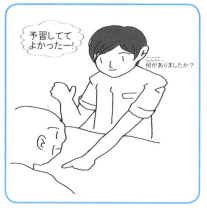

　実習前の予習には、「知識面」と「技術面」の2種類があります。まず知識面に関しては、学校で習ったことの復習が重要となってきます。基本的な生理学・解剖学の知識はもちろんのこと、各疾患の知識、評価方法などの復習を地道に行いましょう。

次に技術面です。リハビリテーションは、評価に始まり評価に終わると言われます。知識を多く持っていたとしても正しい評価・解釈ができなければ、それは宝の持ち腐れとなってしまいます。また、評価の手順や声の掛け方、表情なども適切な評価結果を得るために必要な技術となります。学生同士で積極的に練習を行い、可能であれば学校の先生・先輩にフィードバックを求めていきましょう。第三者からの指摘は、技術を高めるのに効果的です。

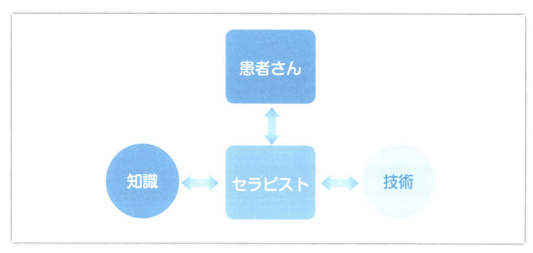

図：セラピストの役割

セラピストは、「技術」を用い情報を集め、「知識」というアイテムで、患者さんの症状を明らかにしていきます。実習をよりよいセラピストになるための場として活用できるよう予習をしっかりと行っていきましょう！

> **チェックポイント**
>
> ☛ 予習するのに必要な資料・情報を集めていますか？
> ☛ 第三者からのフィードバックを受けて実技の練習をしていますか？

評価技術の練習は同級生同士で行うため、真剣味が足りなくなり、本番の実習先で困った（30歳 OT）　実習中は忙しくて、予習していなかったのを後悔した（29歳 ST）

第1章 ▶ もうすぐ実習だ！

Step2 │ 何がいるんだ、臨床実習？

4 プロフィール表はこう書く

　最近はプロフィール表を事前に郵送することも多いようです。実習先が決まった時から、早めにプロフィール表の作成にとりかかりましょう。

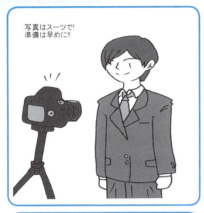
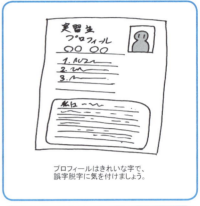
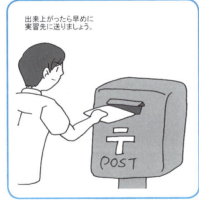
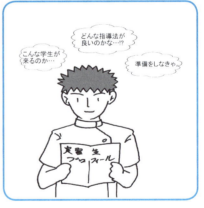

　プロフィール用紙は養成校によって書式が違うため、ここでは、プロフィールの書き方、写真の撮り方について、一般的な履歴書を例に挙げていきます。

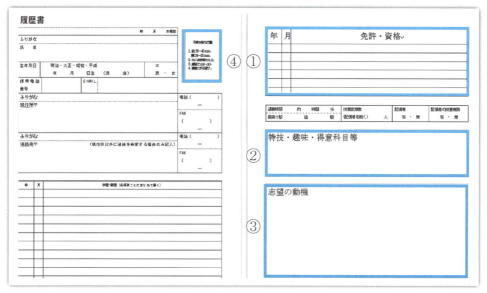

図：プロフィール表記載例

①**免許、資格について**
　住環境福祉コーディネーターなど、取得したリハビリテーションに関連する資格を記載します。

②**特技、趣味、得意科目など**
　授業科目も含めて、人には得意・不得意があります。自分の情報をきちんと記載することで、実習指導者も得意・不得意を考慮して実習の組み立てが行えます。

③**志望動機**
　自分のアピールポイントとなります。正しい情報を記載することで、自分の課題が認識でき、実習指導者も実習中の課題を明確化しやすくなります。

④**写真の撮り方**
　写真を撮るときの服装はスーツで、表情も明るく撮影するよう心掛けましょう。

チェックポイント

☛ 自分の得意と不得意を把握していますか？

☛ プロフィールの書き方が分かりましたか？

プロフィールでねこをかぶっても良いことはない（29歳 ST）

第1章 ▶ もうすぐ実習だ！

Step2 | 何がいるんだ、臨床実習？

⑤ 連絡はこうする

さて実習先も決まり、実習施設へ連絡をすることになりました。実習先へ電話をするタイミングとどんな内容の確認をしたら良いかを考えてみましょう。

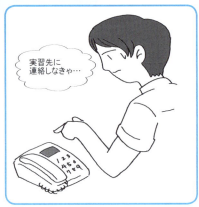
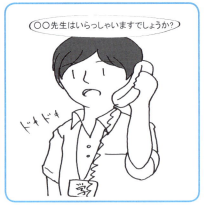
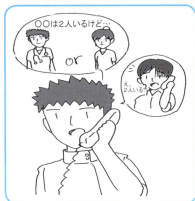
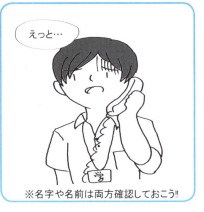

まず初めに、電話をかけるタイミングですが、昼休みもしくは夕方の業務終了後が良いでしょう。病院・施設も一般企業と同じで、朝の時間帯は朝礼や始業準備で慌ただしいものです。ですから、よほどの理由がない限り、朝の時間帯に電話をかけるのはやめましょう。病院・施設とも実習指導者は、昼休みや夕方の時間はスタッフ室に待機している場合が多いので12時〜13時、17時〜18時に電話をかけるのが良いでしょう。

次に、電話連絡で話すべきポイントを私の経験した事例で紹介します。

> **相手**「はい、A病院の受付の○○と申します。」
> **私**「こんにちは。わたくし、B学校のAと申します。9月からの臨床実習について、リハビリテーション科の○○先生をお願いしたいのですが…」
> **相手**「○○ですね、少々お待ち下さい。」
> **相手**「はい、お電話変わりました、○○です。」
> **私**「こんにちは。わたくし、B学校のAと申します。9月からの臨床実習について、いくつかお尋ねしたいのですが、お時間よろしいでしょうか。」
> **相手**「はい、大丈夫ですよ。」
> **私**「ありがとうございます。まず、実習時の服装についてですが、学校指定の白衣・実習靴の持参でよろしいでしょうか。」
> **相手**「はい、大丈夫です。」
> **私**「ありがとうございます。次に、貴院は回復期病院ということで、対象となる疾患は脳血管疾患・運動器疾患と考えてよろしいでしょうか。」
> **相手**「Aさんは、包括ケア病棟での実習を考えていますので、それらの疾患に加え、循環器や呼吸器などの疾患についても勉強してきて下さい。」
> **私**「わかりました。しっかりと準備しておきたいと思います。最後に、昼食についてですが、持参した方がよろしいでしょうか。」
> **相手**「持参でも構いませんし、職員食堂もありますので、そちらを利用されてもかまいません。その際は、1食300円となります。」
> **私**「わかりました。お時間をいただきまして、ありがとうございました。9月からの実習、一生懸命頑張りますのでよろしくお願いします。」

電話での会話がスムーズに進むように、以下の2点に気をつけましょう。
・自己紹介をしっかりと行う（所属学校、実習開始時期など）
・実習で必要となる物の確認を行う（実習服・評価道具など）

チェックポイント

☞ 電話連絡する前に確認したい内容のリストは作成していますか？

同じ名字のスタッフがいる場合があるのでフルネームを覚えておくと安心（29歳 PT）

第1章 ▶ もうすぐ実習だ！

Step2 | 何がいるんだ、臨床実習？

⑥ コミュニケーション力を磨け

皆さんは、自分のコミュニケーション力に自信はありますか？ 患者さん、実習指導者など、実習先では「コミュニケーション力」が必要とされます。

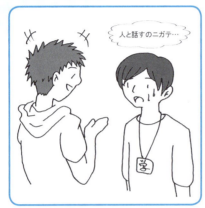
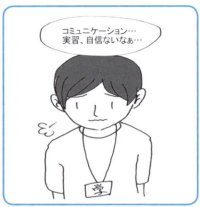
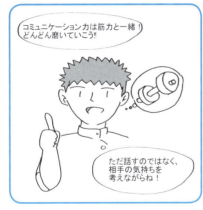
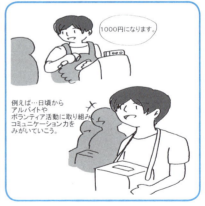

実習先でのコミュニケーションを考えていく際、まずはその対象となる人を知ることが必要になります。実習中、コミュニケーションが必要な対象としては、

- 患者さんとその家族
- 病院、施設内で働いている医師、看護師などのスタッフ
- リハビリテーション科に在籍している実習指導者やセラピスト

となります。次に、コミュニケーションのポイントをみていきましょう。

◇ **話し上手は、コミュニケーション上手？**

　よく、話し上手＝コミュニケーション上手と混同されますが、そうとは限りません。コミュニケーションとは、言語だけでなく、表情や雰囲気、声の抑揚など多くの情報のやり取りで構築されます。そのため、話し上手ではなく、話しかけやすい、もしくは親しみやすい雰囲気を作り、聞き上手になることから始めましょう。

◇ **コミュニケーションのTPO**

　コミュニケーションにも Time（時間）、Place（場所）、Occasion（場合）があります。コミュニケーションを取るタイミングや、周囲の状況によっても変化を加えていく必要があります。TPO を意識しながら、コミュニケーションを図っていきましょう。

◇ **コミュニケーションはあなたから**

　コミュニケーションを行ううえで大切なこと、それはあなたの積極的な働きかけなしには、コミュニケーションは成立しないということです。実習中は不安や緊張など、多くのストレスにさらされます。それは非日常的な体験といっても過言ではありません。その反面、患者さんや現場のセラピストとの新たな出会いとなる場所でもあります。

　あなたらしく、積極的にコミュニケーションを取ることで、きっとその出会いがより良いものに変化していくはずです。

Step 2 何がいるんだ、臨床実習？

> **チェックポイント**
> ☞ 自分が話すよりも、相手の話を聞いて相手を理解するように努めていますか？
> ☞ 時間、場所、場合を考えながらコミュニケーションを図っていますか？

患者さんと信頼関係が得られるかどうかが、実習中の一つのポイントだった（26歳 PT）

column1　初日の挨拶！？

　さあ、今日は臨床実習の初日。実習生のA君は意気揚々と臨床実習施設へと向かった。白衣に着替え、身だしなみはバッチリ！　よし、行くぞ！
「今日の朝礼で、挨拶をしてもらうからね。」
　実習指導者からの衝撃の一言に手汗と冷や汗が止まらなかった。
「Aと言います…。よろしく…お願いします。」
　何とかひねり出した言葉は緊張のあまり切れ切れになってしまった。何とも言えない気まずい雰囲気に逃げ出したくなったのは言うまでもない。A君のように新しい場所、新しい出会いの際は緊張するかと思うが、何事も最初が肝心である。気持ちの良い挨拶ができるように、心と身体、そして挨拶の準備をきちんとしていきたいものである。

（10年後の学生A）

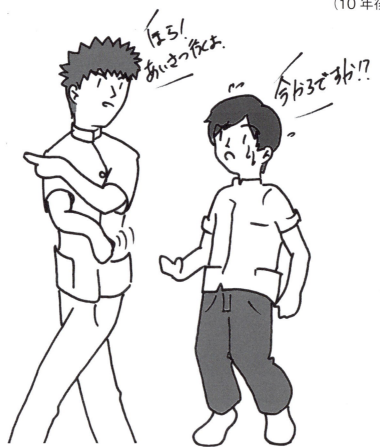

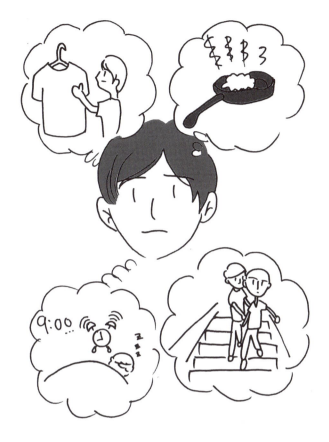

column2　一人暮らしのあれこれ

　実習では初めて親元を離れて一人暮らしをする人もいるだろう。一人暮らしでの様々な経験は、生活や人生を豊かにしてくれる。掃除、洗濯、隣人との関わり方など体験するものは多岐にわたる。私も高校時代の下宿生活を除けば、家ではほとんど家事を手伝ったことがなかった。中でも、実習中の自炊には大変苦労し、簡単な調理しかできずに栄養が偏った生活を送っていた。すると、どんどん体に変化が現れてきた。そう、太ったのだ。

　間食や夜食を繰り返すうちに見事な肥満体ができあがった。階段をのぼるのに苦労し、当時の担当患者さんと階段を一生懸命にのぼったことを今でも覚えている。理学療法士となった今でも実習で苦労したことを思い出し、患者さんと一緒に階段や家事の練習を行っている。

（ふとっちょ PT）

第1章のまとめ

- ☐ 実習の目的についてきちんと把握できた
- ☐ 実習先を調べるための方法がわかった
- ☐ 実習先の取り組みや考え方を知ることができた
- ☐ 第三者からのフィードバックを受けて実技の練習ができた
- ☐ 予習するために必要な資料・情報を集めることができた
- ☐ 自分の得意と不得意を理解できた
- ☐ 電話で確認したい内容のリストを作成することができた
- ☐ 相手の話を聞き、相手を理解するように努めることができた
- ☐ 時間、場所、場合を考えてコミュニケーションを図ることができた

アドバイス＆お役立ち情報

→ 実習先の情報はインターネットや先生・先輩などを通じて情報を収集しましょう
→ 知識の予習では、授業の資料を振り返りましょう
→ 実技の予習では、骨格標本を活用しイメージしながら進めましょう
→ 会話の際には相手が何を求めているのか、どんな人なのか興味を持ち行いましょう
→ コミュニケーションは相手の話を聞いて受け入れることからはじめましょう

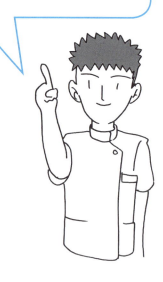

第2章
実習へ行こう！

Step1 | どんなトコロだ、実習先は？

Step2 | ここに注意だ、臨床実習〜身なり編〜

Step3 | ここに注意だ、臨床実習〜言葉遣い編〜

Step4 | ここに注意だ、臨床実習〜態度編〜

Step5 | ここに注意だ、臨床実習〜番外編〜

Step6 | こう立ち回れ！臨床実習

Step7 | これで解決！情報収集

Step8 | もう悩まない！報告書の書き方

Step1 | どんなトコロだ、実習先は？

いよいよ実習です！ あなたの実習先はどんなところでしょうか？
事前に実習先について調べ、心の準備をしておきましょう。

1 リハビリが活躍できる現場とは

　一般的な病期では急性期から回復期、生活期へとステージが変化していきます。その病期に応じてリハビリテーションの役割がそれぞれ異なります。

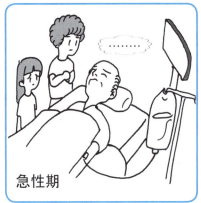

急性期

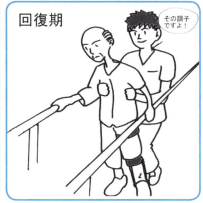

回復期

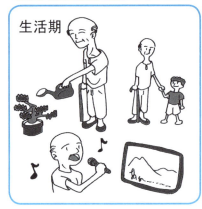

生活期

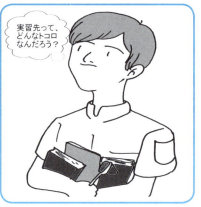

　実習先がどのステージに該当しているのかを把握することは、リハビリテーションの流れを理解する第一歩です。ここで、実習先の施設が担っているステージの把握を怠ってしまうと、後々のゴール設定やリハビリテーションプログラムの立案でつまずくことになるので注意してください。

図：病期とリハビリテーション

　さらに実習先は「どのような疾患の患者さんが多いのか？」「特に力を入れていることは何か？」まで把握しておくと良いでしょう。これらはホームページで情報が得られます。また、時間に余裕があれば、インターネットの論文検索を使って病院名を調べてみるとスタッフの過去の研究発表が閲覧できます。

> **チェックポイント**
> 👉 実習先の施設はどんな病期を担っていますか？
> 👉 実習先はどんな患者さんが多いのでしょうか？

事前に同じ実習施設を経験した同級生から情報収集を行い心の準備ができた（29歳PT）

column3　気持ちで負けるな

　実習中は毎夜、膨大な量のレポートに忙殺され、日中は居眠りして叱られ、実習指導者への御機嫌取りに疲弊し、ボロボロだったと記憶している。それでもいまだに「良い経験をした」と言い切れる根拠は気持ちで負けなかったからだと思っている。

　私は実習に臨む前に「知識・技術・経験、お前たちは実習指導者に何一つ勝てなくて当たり前だ。だから、気持ちでは絶対に負けるな」そんなストレートな言葉を恩師からいただいた。この言葉が実習前の不安を吹き飛ばしてくれたこと、また実習に臨む気持ちを作ってくれたことは言うまでもない。

　当時の私の中で、実習指導者に知識・技術・経験では勝らなくとも、患者さんを思う気持ちだけは負けたくはなかった。皆さんにも一人の人間として患者さん・利用者さんと対峙した時、そこに生まれる「気持ち」で実習指導者に負けてほしくないと思っている。この経験のおかげで、厳しいと思った実習指導者とも今でも交流させていただいている。

（激アツ OT）

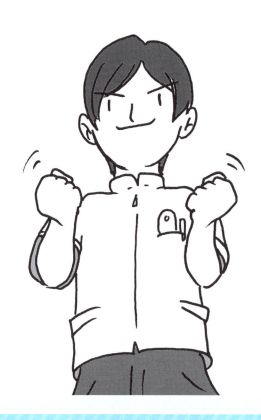

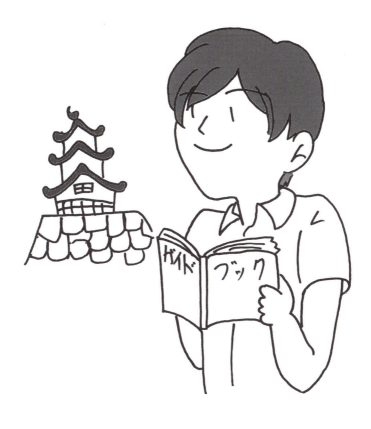

column4　息抜き

　慣れない環境での実習は疲れが溜まることもあるだろう。そのため、実習中の息抜きは必要である。毎日の食事、課題の合間に見るテレビなど息抜きの仕方は人それぞれだが、中でも実習先にある観光スポットを巡ることは実習における最大の醍醐味と言える。

　観光スポットを巡ることは患者さんが過ごしてきた人生を知るうえで非常に重要だ。さらに自分の知的感性を向上させることができる。その土地の風や色合い、においはそれこそ訪問者を魅了するだろう。風土や文化に触れ、あたかもここが地元だと言わんばかりに方言を使いこなす。このような適応能力の高さを持つ者はきっと実習を有意義なものにできるだろう。そして今後訪れる困難にも上手に向き合い、乗り越えていく人材となるはずだ。

（ふとっちょPT）

第2章 ▶ 実習へ行こう！

Step2 | ここに注意だ、臨床実習〜身なり編〜

実習先では患者さんや実習指導者に対して、失礼がないように身だしなみには気をつけましょう。自分の身なりが幅広い年齢層に受け入れられるかどうかはわかりません。学校の先生にも相談して幅広い年齢層に受け入れられるような身だしなみを身に付けましょう。

8 失敗しない身だしなみ

実習に行く前に、インナーや靴下、ヘアスタイル、メイクを確認しましょう。実習先で失敗をしないように身だしなみを整えていきましょう。

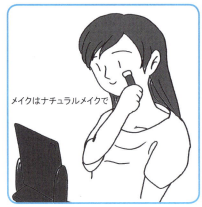

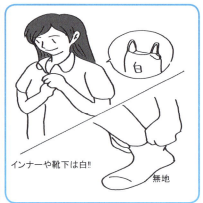

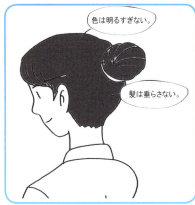

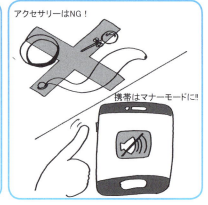

Start ▷ 1章 もうすぐ実習だ！ ▷ 2章 実習へ行こう！（今ココ）▷ 3章 実習は終わった？ ▷ 4章 実習を糧にしよう ▷ Next stage

世の中には「ドレスコード※」という言葉があるように、大人の社会では、その場に適した服装というものがあります。例えば、入学式や卒業式、結婚式などは、出席する際の服装がある程度決められています。それは臨床実習の現場にも当てはまります。臨床の現場には流行のファッションや最近の色彩感覚を好まない人もいます。

臨床実習を上手に乗り越えていくためには、幅広い世代に対応できる服装、身だしなみを心掛けなくてはいけません。

◇インナーと靴下編

実習中はインナー（下着）や靴下にもドレスコードが適応されると思ってください。「そんな目立たないところは自分の好きなもので良いのでは？」と思うかもしれませんが、意外と目につくものです。

養成校の実習着は医療現場の白衣に合わせて淡い色のものが選ばれます。素材も通気性の良い物が用いられることが多く、生地も薄くできています。そのため、柄物の下着やTシャツを着ると、ロゴや模様が透けて見えてしまいます。また、靴下は、患者さんのベッド上やプラットホーム上で患者さんの目についてしまいます。円滑に臨床実習を乗り越えていくために、インナーの選択にも心配りをしましょう。

> ※ドレスコード（dress code）とは？
> 『服装ルール』または『服装の格の指定』のことを言います。冠婚葬祭や公式行事などでは、その場にふさわしい服装をしなければいけません。

朝、ヒゲ剃りを忘れてしまい一日中マスクをして過ごした（30歳PT）

◇**失敗しないヘアスタイル**

　相手への印象は「見た目で決まる」と言われています。ヘアスタイルやメイクに関しても、その場に適したものに整える必要があります。患者さんの中には男性の長髪（全体が長い、目に掛かっている、耳に掛かっている、襟足が長い）や奇抜な髪型（アシンメトリーや部分的な刈り上げ）を好まれない場合があります。女性であれば明るいヘアカラーも注意が必要です。また、病院によってはヘアスタイルに制限があるところもあります。感染予防の観点からもヘアスタイルに注意が必要です。

　白衣着用時はできるだけ清潔でなければいけません。白衣に髪が垂れていては清潔感を損ねてしまいます。実習中はできるだけ白衣に髪が触れないように、髪を短めに切る、髪をゴムバンドなどでまとめておくなどしましょう。

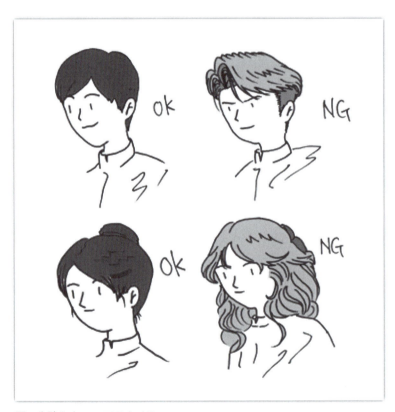

図：失敗しないヘアスタイル

◇**失敗しないメイク**

　実習先では派手なメイクを好まれない方もいらっしゃいます。実習中は患者さん、実習指導者、病院スタッフと円滑な関係を築いていくため、ナチュラルメイクを心掛けましょう。メイクをするうえで注意する点は、アイシャドウの色（肌に近い色）、マスカラ（盛り過ぎに注意）、アイライン（強調し過ぎない）、チーク（明る過ぎない）、リップ（自然な色）などです。実習中は朝の準備時間も少ないため、ナチュラルメイクが良いかもしれません。また、香水や香りの強い制汗剤も控えましょう。

◇**その他**

①時計

　実習中に使用する腕時計はシンプルで防水機能がついたものをお勧めします。実習中は何回も手洗いをするので、腕時計が水で濡れてしまいます。

②アクセサリー

　実習中はアクセサリーを外しておきましょう。これは、患者さんがアクセサリーによって傷を負ってしまうことを予防するためです。

③スマートフォン、携帯電話

　病院の中ではスマートフォン、携帯電話には触れず、バッグの中にしまっておきましょう。

チェックポイント

☞ ヘアスタイルは整っていますか？
☞ ナチュラルメイクに気をつけていますか？

急いで出かけたため、間違ってカラーの靴下を履いていき、一日中落ち着かなかった（39歳 ST）

第2章 ▶ 実習へ行こう！

Step3 | ここに注意だ、臨床実習〜言葉遣い編〜

実習は大切な社会勉強の場ともなります。普段気にしていない言葉遣いもしっかりと使い分けなければなりません。あらためて確認してみましょう。

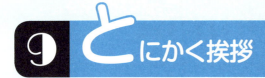
9 とにかく挨拶

挨拶はコミュニケーションを取るにあたって、第一印象を決める大事な一つの要素となります。実習における、「挨拶の5W1H」について考えていきましょう。

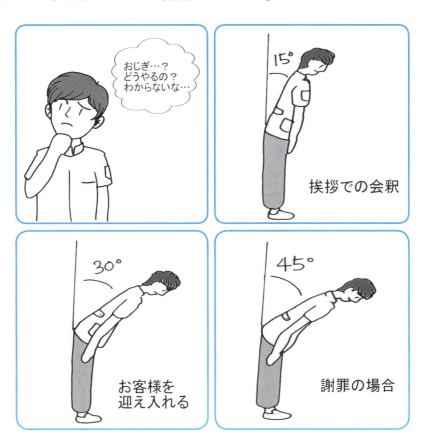

◇ **When：いつ挨拶をするのか？**

　部屋に入る時の挨拶は必ず行いましょう。また実習施設の中であれば、同じスタッフともすれ違うたびに挨拶をするようにしましょう。

◇ **Where：どこで挨拶をするのか？**

実習施設の中であればどこであっても挨拶をしましょう。

◇ **Who：だれに挨拶をするのか？**

セラピストに限らず他職種のスタッフ、患者さん、ご家族などが対象です。

◇ **What：何と言って挨拶するのか？**

　朝の時間帯は「おはようございます」と挨拶します。その後は患者さんであれば「こんにちは」、スタッフには「お疲れ様です」と挨拶しましょう。また、帰宅する際には「お先に失礼します」と言って退出するようにします。

◇ **Why：なぜ挨拶をするのか？**

　言うまでもなく、挨拶は礼儀としての重要な意味を持ちます。また、挨拶は緊張をほぐす一つの手段であり、その後の人間関係を築く第一歩にもなります。

◇ **How：どのように挨拶をするのか？**

　御辞儀は頭を下げる角度によって意味が異なります。一般的な接遇マナーとしては、挨拶での会釈は15度です。30度になると敬礼（お客様を迎え入れる）、45度で最敬礼（謝罪など）となっています。笑顔で、元気な挨拶を自ら行っていきましょう。

> **チェックポイント**
>
> ☞ 「挨拶の5W1H」が理解できましたか？
> ☞ 御辞儀の角度には意味があることがわかりましたか？

御辞儀の仕方は面接のときに初めて知ったが、もっと早く知っておけばよかった（23歳 OT）

第2章 ▶ 実習へ行こう！

Step3 | ここに注意だ、臨床実習～言葉遣い編～

10 基本は丁寧語

　実習施設では目上の人を相手に話をしなければなりません。敬語を使って話をすることになりますが、敬語にも種類があります。敬語が苦手な人はとくに確認しておきましょう。

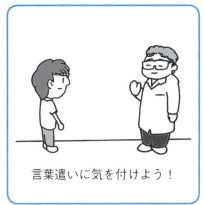
言葉遣いに気を付けよう！

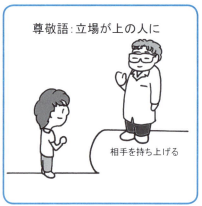
尊敬語：立場が上の人に
相手を持ち上げる

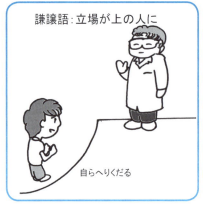
謙譲語：立場が上の人に
自らへりくだる

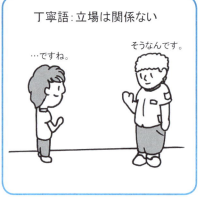
丁寧語：立場は関係ない
…ですね。　そうなんです。

　普段、どのような言葉遣いをしていますか？　思い出してみましょう。友達に対して、学校の先生に対してなど、相手に合わせて適切な言葉遣いができているでしょうか？

実習先で話をする際は必ず敬語を使うようにしましょう。敬語には、尊敬語や謙譲語、丁寧語があります。場面によって適切に使い分けましょう。敬語に慣れていない場合には、語尾に「です」「ます」をつけるだけで丁寧に聞こえます。普段から、くだけた言葉を使っていると、気が抜けたときに普段の言葉遣いになってしまい、周囲を不愉快にさせるかもしれません。

　敬語に自信がない人は、敬語の3つの語の意味や実際の言葉を調べてみるのも良い手段かと思います。

言葉	尊敬語	謙譲語	丁寧語
する	なさる、される	いたす	します
言う	おっしゃる	申す	言います
行く	いらっしゃる	参る、伺う	行きます
来る	みえる、おいでになる	参る	来ます

表：敬語の例

Step 3　ここに注意だ、臨床実習〜言葉遣い編〜

チェックポイント

- 👉 尊敬語、謙譲語、丁寧語の使い分け方が理解できましたか？
- 👉 語尾に「です」「ます」をつけて話していますか？

●あまりかしこまりすぎるのも、堅苦しくなってしまうかもしれません。状況に応じて臨機応変に敬語を使えるようになりましょう（27歳 ST）

10. 基本は丁寧語

第2章 ▶ 実習へ行こう！

Step3 | ここに注意だ、臨床実習〜言葉遣い編〜

11 誤解されないために

実習では、課題を実習指導者に提出する機会も多いと思います。もし提出物を期限内に出すことができなかった時に、どんな返答をすればよいでしょうか。指摘を受ける際にしてはならないことについて考えてみましょう。

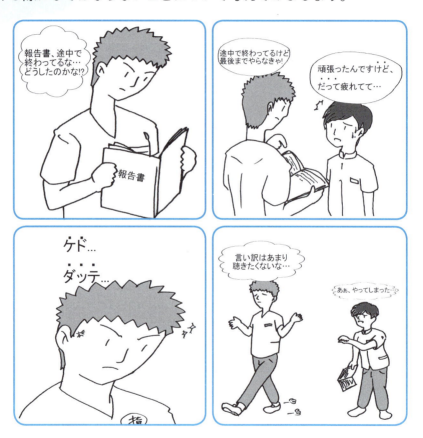

提出物を期限内に提出することができなかったときに、「でも」「だって」「どうせ」というような言葉を口にしていないでしょうか。すでに癖になって気づいていない人もいるかもしれません。これらの言葉の頭文字を取って「D言葉」といいます。

あなたはD言葉を聞いてどう感じるでしょうか。D言葉の後には「言い訳」がつきものです。これらの言葉を使うと、否定的な人や消極的な人と誤解されてしまうことがあります。特に、実習先ではその一言で患者さんや実習指導者に、マイナスの印象を抱かれてしまいます。

　では、どのような対処が必要でしょうか。まずは、これらの言葉を使わないように意識することが大切です。指導を受けた時にはまずしっかりと受け止めましょう。より良い人間関係を築けるように言葉遣いから意識してみましょう。

> **チェックポイント**
>
> 👉 どのような言葉がD言葉か理解できましたか？

 ついつい言いたくなるD言葉！ 実は毎日、実習生同士では言っていました（27歳PT）

第2章 ▶ 実習へ行こう！

Step3 | ここに注意だ、臨床実習～言葉遣い編～

12 慣れは禁物

　実習も終盤になると、実習の流れも把握でき、実習先のスタッフともコミュニケーションをとれるようになります。慣れが出てきたときに、気が緩み言葉遣いで失敗することがあります。最後まで、気を引き締めて実習に取り組みましょう。

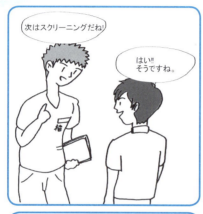
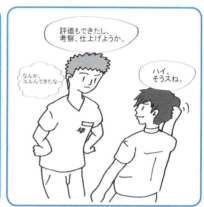
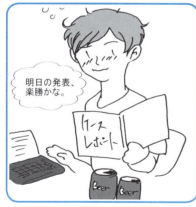
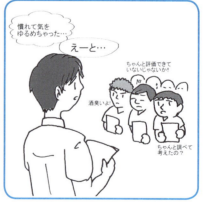

　長期間の実習では後半になると、病院の日課や課題などにも慣れてくると思います。慣れが油断につながらないように注意しましょう。

遅刻や言葉遣い、自己判断による失敗は臨床実習ではよく聞く話です。誰であっても失敗することはあります。重大な失敗の裏には小さな失敗がいくつも隠れています（ハインリッヒの法則）。実習に慣れてきて小さな失敗を見逃すようになると、最終的には大きな失敗につながります。

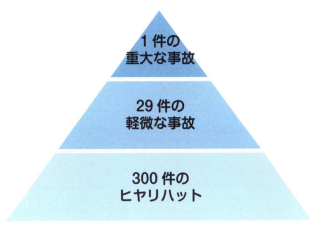

図：ハインリッヒの法則

　大きな失敗をしないためにも、実習指導者に報告、連絡、相談を欠かさず行い、小さな失敗を事前に防ぐようにしましょう。
　実習に慣れることは決して悪いことではありませんが、規則をしっかり守ることは必須です。慣れが油断にならないように、良い緊張感を持ちながら実習に取り組みましょう。

> **チェックポイント**
> ☞ 慣れることのリスクについて理解できましたか？
> ☞ 報告・連絡・相談の重要性がわかりましたか？

実習時に勝手に一人で動いて、実習指導者に迷惑をかけてしまうことがありました。しっかり実習指導者と相談していればと後悔しました（23歳 OT）

第2章 ▶ 実習へ行こう！

Step4 | ここに注意だ、臨床実習〜態度編〜

態度が相手への印象を左右することは言うまでもありません。注意しなければならないのは、「印象は相手が決める」ということです。入院中の患者さんには気持ちよく過ごしてもらうこと、病院スタッフには日々の指導への感謝を念頭において行動することで良い人間関係が築けるでしょう。

13 表情は心の鏡

コミュニケーションの約90％は表情をはじめとする非言語手段であるといわれています。「目は口ほどにものをいう」ということわざが示す通り、感情は表情を通して相手に伝わります。

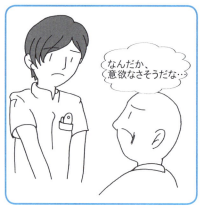
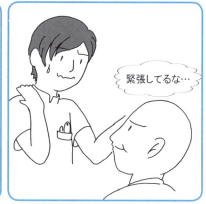
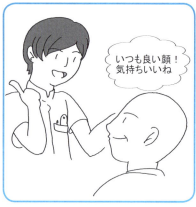
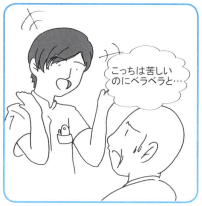

楽しいときには笑顔、悲しいときには悲しい顔といったように、表情は意識せずとも心を映し出す鏡となります。

　本当は緊張しているだけであっても表情によって、相手に"関心がない""意欲がない"と捉えられかねません。それは、焦りや不安も同様です。

　もし、日々の挨拶であれば、"とっつきにくい人"と思われるかもしれません。評価の場面では患者さんを緊張させてしまい、適切に測定できないかもしれません。

　また、会話や見学の際には興味をもって傾聴する姿勢を心掛けましょう。自然と表情にも表れ、相手に真剣に取り組んでいることが伝わることでしょう。

Step 4　ここに注意だ、臨床実習〜態度編〜

> **チェックポイント**
>
> ☛ 表情がコミュニケーションの一つであることが理解できましたか？
> ☛ 表情一つで心の内面が伝わることが理解できましたか？

・常に笑顔でいることとヘラヘラしていることの区別がつかずにいました。自分では笑顔を作れているはずだと思っていたのに（23歳 OT）

13. 表情は心の鏡

第2章 ▶ 実習へ行こう！

Step4 | ここに注意だ、臨床実習～態度編～

14 立ち居振る舞いに気を付けろ

　立ち居振る舞いとは、人と接するときの身のこなし方です。心の持ちようで、動きが機敏にもなれば、だらしなくもなり、与える印象は大きく変わります。ちょっとしたことほど目立つものです。人と接する職業である以上、心掛けたいポイントです。

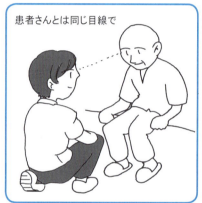

患者さんとは同じ目線で

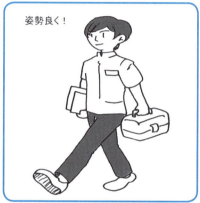

姿勢良く！

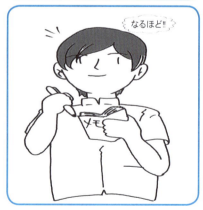

なるほど!!

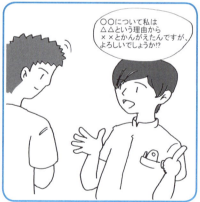

○○について私は△△という理由から××とかんがえたんですが、よろしいでしょうか!?

◇**目線を合わせよう！**

　挨拶や会話の際には目線を合わせましょう。緊張や不安から目が泳いでしまうと、相手にその不安感が伝わります。一方、目線を合わせることで患者さんに注意を向けてもらい、安心感を与えることができます。

　また、患者さんが寝たり座ったりしている場合は、威圧感を与えないよう、目線の高さを合わせるようにしましょう。

◇**動きにメリハリをつけよう！**

　一つの動作が終わる前に次の動作を始めてしまう「ながら動作」は、あわただしく落ち着かない印象を与えます。また、ゆったりとした動作はダラダラした、やる気のない印象を与えかねません。一つひとつの動作にメリハリをつけることで、信頼感や丁寧さを印象付けることができるでしょう。

◇**メモを取ろう！**

　見学では、"見"ているだけで"学"の部分が抜けてしまっていることがあります。見るだけでは学びにはなりません。自分だったらどうするかといった視点を常に持ち、気づきや疑問点をメモに残し、振り返るようにしましょう。あとから見てわかるよう、要点を絞ってメモできるようにしましょう。

◇**自分の考えを伝えたうえで質問しよう！**

　わからないことを解決するために質問し、知識を得ることは重要です。その場合に心掛けたいのは、「私はこう考えたのですが…」というように自分の考えを伝えたうえで質問することです。自ら考える習慣を身につけ、自分の考えを伝えることが大事です。

◇**自分から積極的に動こう**

　臨床実習では学校で学べない多くの経験を得ることができます。一方で、患者さんへのリハビリテーションで悩むこともあるでしょう。そんな時は積極的に実習指導者とコミュニケーションを図り、悩みを伝えましょう。

チェックポイント

☛ 目線を意識してコミュニケーションをとれていますか？

☛ 自分の考えを述べてから質問していますか？

目線を合わせることで患者さんが話してくれるようになった（26歳 PT）

第2章 ▶ 実習へ行こう！

Step4 | ここに注意だ、臨床実習〜態度編〜

15 施設の歩き方

　実習指導者に指導を受けやすい行動に「歩き方」や「立ち位置」があります。実習先では様々な人が行き交います。注意を受けないように、いくつかのマナーを確認しておきましょう。

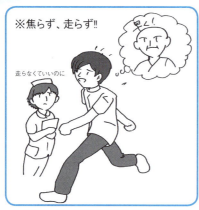

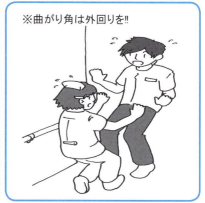

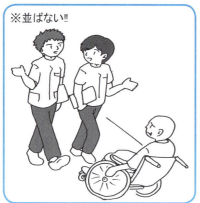

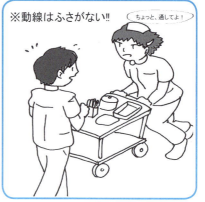

◇**焦らず、走らず、歩いて移動！**
　施設内は車椅子で移動する方や杖をついて歩いている方がいらっしゃいます。走ってぶつかり転倒させると大怪我につながります。また、療養の場である施設内で走ってしまっては患者さんも落ち着くことができません。どんなに急いでいても、走らせるのは「頭」だけ、心と身体は落ち着いて行動しましょう。

◇**曲がり角は、外回り！**
　死角である廊下の曲がり角や階段では、気を付けて歩いていてもぶつかりそうになることがあります。外回りで移動すると余裕をもって対応することができます。

◇**移動は並ばず、斜め後ろを！**
　実習先のスタッフと歩く際は斜め後ろを歩きましょう。横に並んで歩きがちですが、「白衣」の人たちが並んで歩いていると患者さんは多少なりとも威圧感を感じます。患者さんに快く病院を利用してもらうためにも気をつけましょう。

◇**動線をふさがない！**
　実習中、廊下やスタッフステーションなどで待機する場合、知らず知らずのうちに動線をふさいでしまっていることがあります。多くは、出入り口付近や廊下の角に立って、患者さんや病院スタッフの迷惑になっている場合です。誰がどのように行き来するか、想像してみると良い立ち位置が把握できます。

チェックポイント

☞ 施設内は走らず歩いていますか？
☞ 曲がり角は内回りでなく外回りをしていますか？

　慣れない実習で、迷惑を掛けないようにと気疲れすることが多かった（26歳 ST）

column5　挨拶のポイント

　今では心掛けて行えるようになった挨拶も学生の時にはよく指導を受けたものだった。「暗く、笑顔がなく、自分からできていない」と。そんな時に始まったのが、挨拶のトレーニングだった。毎日、朝日に向かって実習指導者と一緒に「おはようございます！」と叫ぶ。するとどうだろう。上手くできていなかった挨拶が「明るく 笑顔で 自分から」できるようになったのだ。

　挨拶は、話すことが苦手な人であっても気軽にすぐ取り組める「究極のコミュニケーション」だ。挨拶の仕方で印象が180度変わる。ポイントは、「明るく 笑顔で 自分から」である。

（浪速のST）

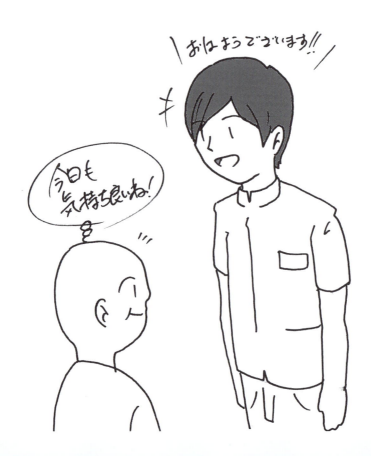

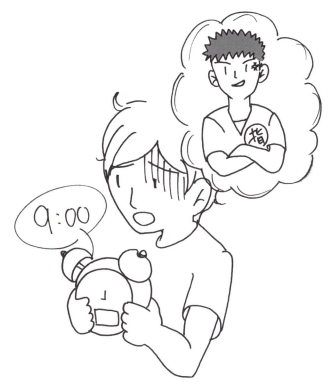

column6　起きたら9時

　学生当時、私の代名詞は「寝坊王子」。家を出る時間は決まってギリギリだった。そんな私が臨床実習でのレポート作成で就寝時間が遅くなった。「良く寝た！　ヨシ！　今日も頑張ろう！」しかし時計はすでに9時……。携帯電話を取り出すとおびただしい程の着信履歴が…。

　すぐに臨床実習先に連絡を入れる。実習指導者の言葉の意味が理解できないほどパニックに陥った。病院に着いた時、とっさに出た言葉は「レポートの作成が間に合わなくて、寝る時間が遅くなりました」であった。

　夕方のフィードバックの際、実習指導者は事故に巻き込まれていないか心配したと話してくれた。そんな指導者の心配をよそに、私は遅刻をしたうえに言い訳までしてしまった。

　悔やんでも後の祭りであった。悪いことは言わない。家に帰ってからの時間の使い方と寝坊対策を第一に考えることをお勧めする。

(ふとっちょPT)

第2章 ▶ 実習へ行こう！

Step5 | ここに注意だ、臨床実習～番外編～

実習でおさえておくべきことは、言葉遣い、態度以外にも多々あります。様々な視点から注意すべきポイントをまとめましたので、チェックしましょう。

16 距離感をつかめ

日々患者さんと接するうえで、最も重要なのが「関係性」です。ラポール（信頼関係）を築けなければ、リハビリテーションを進めていくうえで障害となります。しかし、ただ仲良くなれば良いというわけでもありません。リハビリテーションを行ううえで良好な関係性を築くには相手との距離感をつかむことが大切です。

ここでは、パーソナルスペースという考え方を学んでいきましょう。

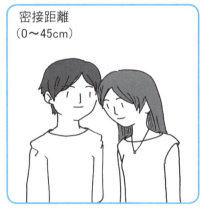

密接距離（0～45cm）

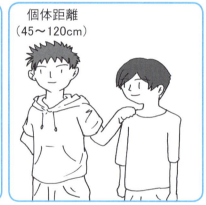

個体距離（45～120cm）

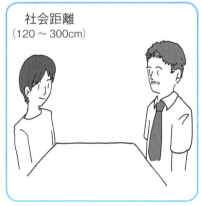

社会距離（120～300cm）

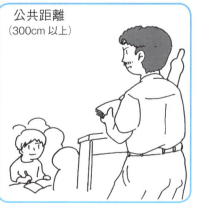

公共距離（300cm以上）

パーソナルスペースは縄張り意識のことで、図のように分類されます。相手と自分の関係によって、最適な距離があるといわれています。状況によっては必要以上に距離を縮めて馴れ馴れしい印象を与えてしまう場合や、一方で距離を置きすぎるとよそよそしい印象を与える場合もあります。

分類	距離の程度	関係性
密接距離	ごく親しい人に許される距離	家族、恋人
個体距離	手を伸ばせば触れられる距離	友人
社会距離	容易に会話できる距離	公式な面談
公共距離	複数の人と接する距離	講義、記者会見

表：距離と関係性

図：パーソナルスペース

　説明もなく身体に触れてしまうことや、密接距離で観察するようなことを知らず知らずのうちに行ってしまうことがあるでしょう。また、離れ過ぎて観察していては、患者さんに「もっと近くでしっかり見てよ」と思われるかもしれません。不快に思われるかどうかは、個人差がありますし、状況によっても変わります。他の項目で紹介したように、言葉遣いや態度などの要素と合わせて考え、相手との距離感を意識し、より良い関係性を築きましょう。

> **チェックポイント**
> - 関係性によって距離感が異なることが理解できましたか？
> - 距離感をつかむことがラポール形成に役立つことがわかりましたか？

寄り添おうとして接していたら、「うっとうしい」と言われた。知らず知らずのうちに距離が近すぎたことに気付いた（26歳 ST）

第2章 ▶ 実習へ行こう！

Step5　ここに注意だ、臨床実習～番外編～

17　SNSの使い方

　SNS（ソーシャルネットワークサービス）の使い方について、養成校や実習施設間で話題になることが多くなりました。正しいマナーと使い方を心掛け、トラブルを避けるようにしましょう。

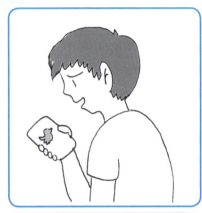
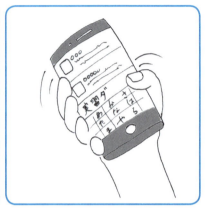
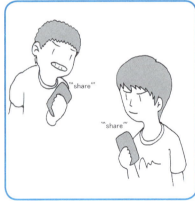
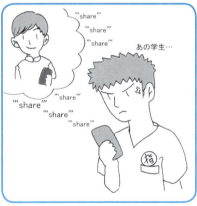

実習生がSNSに実習施設のことや実習指導者について投稿してしまい、問題となった事例がありました。

　SNSは気軽なコミュニケーションツールとして私達の生活を便利に、快適にしてくれます。一方で、目の前に相手がいないため、いつもよりも強気な発言になってしまいがちです。また、文字でのやりとりが主となりその場の雰囲気が伝わらないため、誤解を生みやすくなります。また、他人の個人情報を取り扱うこともあるかもしれません。投稿する場合には不用意な発言になっていないか、もう一度内容を見直すなどの注意が必要です。投稿の公開範囲を確認しておくことや写真や動画で一緒に写っている人に投稿の許可を得ておくなどのマナーも守りましょう。

　その場の感情をSNSに残し、友人と共有したい気持ちはわかりますが、情報流出のリスクを考えると、インターネット上への不用意な投稿は控えましょう。それよりも信頼できる友人や家族に電話をする、相談するなどの方法をとることが良いでしょう。またSkypeなどのテレビ電話は、無料で使用でき、相手が遠方でも実技などの情報共有が容易であるためおすすめです。個人情報に注意しマナーを守って利用しましょう。

チェックポイント

- 実習施設の内部情報や個人情報について守秘義務を果たしていますか？
- SNSに不用意な投稿をしていませんか？
- 寝不足になるほど夜遅くまでSNSを使用していませんか？

みんなのホンネ

同級生との近況報告では患者さんの個人情報を話さないように気をつけた（26歳 OT）
悩んだときは先輩に話を聞いてもらい問題を解決できた（29歳 PT）

第2章 ▶ 実習へ行こう！

Step5 | ここに注意だ、臨床実習～番外編～

18 実習生同士の関わり

　実習先では、同時期に他の養成校の実習生も来ていることがあります。コミュニケーションをとっていくとお互いに良いことがあります。積極的にコミュニケーションをとりましょう。

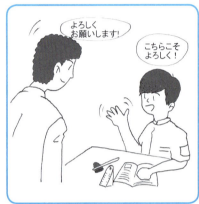
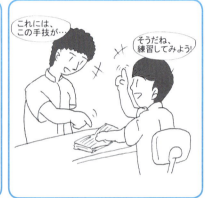
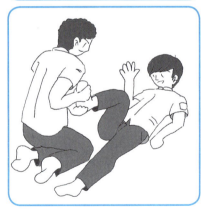
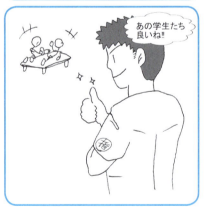

　実習先で一緒になる実習生は、同じ環境で同じ目標に向かって頑張っている者同士です。共通の話題も多いでしょうから、励まし合うことでより有意義な実習生活を送ることができます。

中には、「初めて会う実習生と話す話題がみつからない…」という人もいるかもしれません。そういう人は図の5W1Hを意識して会話をしてみましょう。リハビリテーションの仕事は常に人を相手にするもの、これもコミュニケーションのトレーニングと思って話しかけてみましょう。たいていの場合、相手もあなたに興味を持っていますから勇気を出して声をかけてみてください。

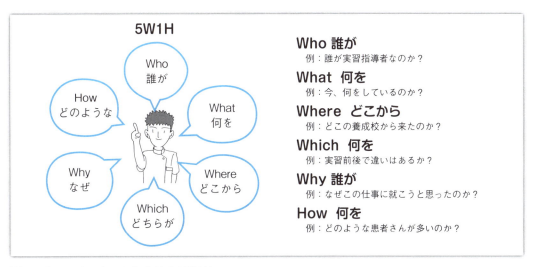

図：コミュニケーションにおける5W1H

慣れてきたら実習で浮かんだ疑問点を実習生同士で話しあってみましょう。実習指導者や学校の先生とは違った意見が聞けますし、なにより気軽に話ができます。また教え合うことで記憶に残りやすいので、効率よく学習ができます。

チェックポイント

- 実習生同士のコミュニケーションがとれていますか？
- 他の実習生にアドバイスをすることができますか？

他校の実習生をお手本にすることでスキルアップができた（26歳 PT）
実習を一緒に過ごした仲間は戦友です（29歳 OT）

第2章 ▶ 実習へ行こう！

Step5 | ここに注意だ、臨床実習～番外編～

19 体調管理のコツ

　数週間から数カ月にわたる実習では、体調をいかに整えるかということは重要な課題です。慣れない生活では体調を崩しやすくなりますので注意しましょう。

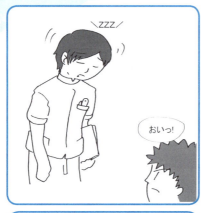
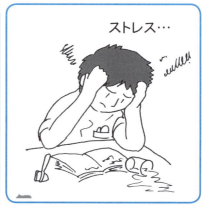
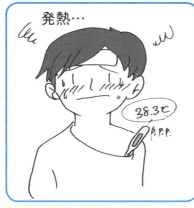
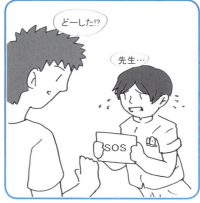

　医療職は体調管理が非常に重要です。なぜなら免疫力が落ちた患者さんと接するため、自分が感染源になってしまうことは避けなければいけません。
　実習生が体調を崩す大きな要因としては、睡眠不足、不規則な食事、ストレスなどがあります。それぞれの原因と対策例を表にまとめました。

	主な原因	対策例
睡眠不足	・生活リズムが不規則 ・考えがまとまらず悩む ・課題が多すぎる	・起床と就寝の時間を決めておく ・一人で悩まず人からの助言をもらう ・実習指導者に相談し課題を調整してもらう
不規則な食事	・時間がない ・作るのが面倒 ・初めての一人暮らし	・3食きちんと食べる ・簡易的な食事やサプリメントの利用
ストレス	・慣れない環境や人間関係	・ストレス解消方法を決めておく ・相談する相手を決めておく

表：体調不良の要因と対策例

　体調管理において大事なことは自分の身体に注意を向けること。そして自分だけで解決しようとしないことです。

　自分の疲労やストレスに気がつかない人がいます。短期間の実習では問題ないかもしれませんが、長期間の実習だと後半になって体調を崩してしまうことがあります。自分の生活リズムが規則正しいか、週末を利用して定期的に振り返る機会を設けてみましょう。

　また、一方で疲労やストレスを感じやすい人もいます。そんな人は自分なりの解消方法を決めておくことや、早めに実習指導者に相談しておくことが大事です。体調管理とは必ずしもすべて自分で行うものではなく、自分の限界を知り必要なときには周囲にSOSを出すことも大事です。

チェックポイント

☞ 自分の体調に目を向けられていますか？
☞ 悩み事を相談できる人はいますか？

同級生と夜に電話でやりとりしてストレス解消していた（28歳PT）

Step5 | ここに注意だ、臨床実習〜番外編〜

20 もし失敗した時は？

実習中は様々な失敗を経験することがあります。失敗してもその後の対応が大事になります。失敗をした後に、より良い対応ができるように心掛けましょう。

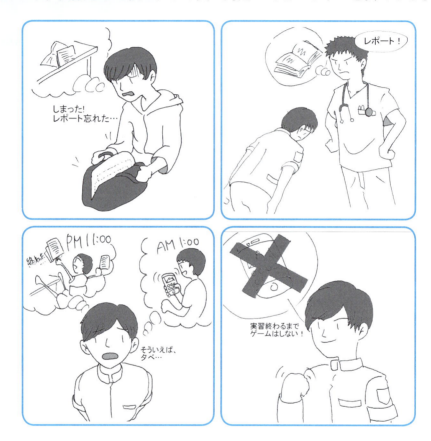

慣れない環境や初めての経験から実習では多くの失敗をするでしょう。これは誰にでも当てはまることで、恥ずかしがる必要はありません。問題なのは、失敗を隠すことや感情のまま反論や言い訳をしてしまうことです。失敗した時はまず現状をいったん受け入れましょう。

また、失敗をずっと気にして自己嫌悪に陥る必要はありません。新しいことを学んでいるのですから、うまく行かないことも当然あります。反省することは必要ですが、それ以上に大事なことは、失敗の原因を明らかにして今後どうしていくのかを考えることです。

　行動を決めるときのポイントは「気をつける」「意識する」など、気持ちの持ちようだけではなく、具体的にしましょう。例えば「提出書類を忘れてしまう」という失敗があれば、具体的に「前日にはバッグに入れておく」という行動を決めておくと良いでしょう。

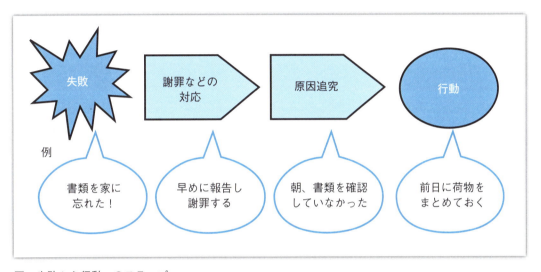

図：失敗から行動へのステップ

> **チェックポイント**
> ☞ 失敗した原因を明らかにしていますか？
> ☞ その後の行動は具体的なものを定めていますか？

- 失敗した時は、帰り道に好きな歌手の曲を聴きながら帰った（29歳 PT）
- 実習指導者からのアドバイスを素直に受け入れて行動したことでうまくいくようになった（28歳 PT）

column7　コレで実習を乗り越えた

　実習では短期実習や長期実習など、数週間から数カ月にわたって普段とは違う生活を過ごさなければならない。患者さんの治療アプローチを考えることやいつもと違う生活スタイルに大変悩み苦労した。そんな中で、実習を乗り越えることができたのも、連絡を取り合ったクラスメートがいたからだ。悩みを相談し、自分の状況を詳細に話しながら互いに慰めあう（笑）。ほんとうに助かった!!。

　自分：「もうだめだ」

　クラスメート：「お前ならやれる」

　根拠のない慰めでもまた頑張ろうという気持ちがわいてきたものだ。患者さんを良くしたいという気持ちを持つ仲間だからこそ伝わる想いがあった。悩んだとき、クラスメートと手を取り合って問題を解決することも一つの手段だ。実習だけでなく、後にやってくる国家試験という大きな壁をともに突破したことで、就職した今でも連絡をとれる最高の仲間となっている。

（ふとっちょPT）

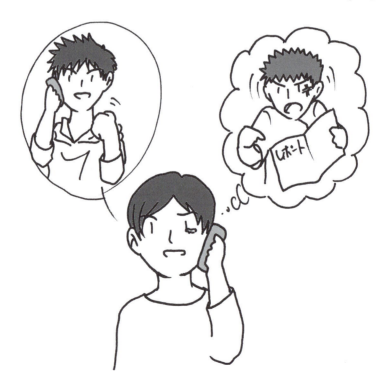

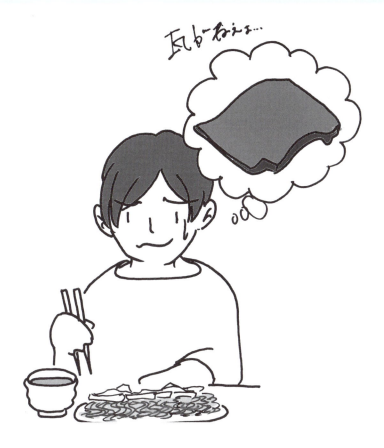

column8　実習メシ

　「私の特技はオリーブオイルを使った料理だ」と言えたらどんなにかっこいいことだろう。しかし、現実は…実習中に私が作れたのはインスタントラーメンとコーヒーだった。すぐに調理できて時短になる食事ほど実習中に重宝するものはない。

　こんな私が料理をしようと思い立ったのは、私の担当していた患者さんが「瓦そばが有名だから作ってみるといいよ」と言ってくれたことだった。この言葉が私の心に火をつけた。担当患者さんや実習指導者から必要な食材を聞き出し、必死でメモをした。料理をしたことがない私はインターネットを駆使し、やっとの思いで調理を終えた。しかし、瓦を手に入れることができず、結局ただの「そば」になってしまったが…。それでも、自分で作った「そば」は大変おいしく、実習への活力が湧いた。皆さんもぜひ、ご当地実習メシを作ってみてほしい。

（ふとっちょPT）

第2章 ▶ 実習へ行こう！

Step6 | こう立ち回れ！臨床実習

このStepでは、実習中に悩むことが多い実習指導者や患者さんとの関わりについて具体的に紹介します。

21 実習指導者との関わり

実習は多忙な仕事の中にあってもなお、良き後輩の育成に心を傾ける先輩セラピストの善意と努力によって支えられています。実習施設および実習指導者の好意がそこにあることを忘れてはいけません。

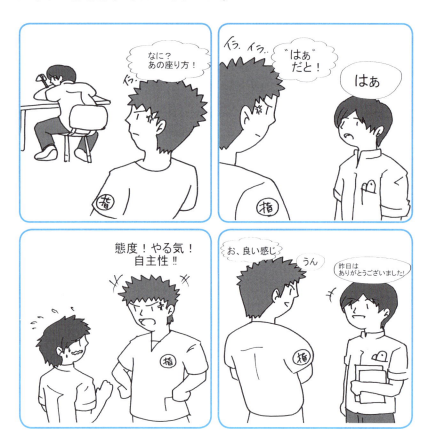

実習指導者とうまく関わるためにはどうしたら良いでしょうか。まずは、一般的な対応として、本章で述べたように、身だしなみ、言葉遣い、態度に気をつけることからはじめましょう。

次に①積極的に質問をする、②聞かれたことへの返答はなるべく早く、③指示待ちにならないように気をつける、といったことを心掛けましょう。

①積極的に質問をする

気持ちの良い聞き方を心掛けましょう。相手の話をさえぎり間髪を入れずに聞くことや、揚げ足をとる質問は NG です。さらに、リアクションが薄いのも良くありません。質問はあらかじめ要点をまとめて簡潔に尋ねましょう。そのときに、関連する本や資料などを示しながら聞くことができればより具体的に伝わります。

②聞かれたことへの返答はなるべく早く

日ごろから自分の考えを 3 分でまとめて説明できるように心掛けましょう。伝えるときは結論を言った後で、なぜそう思うのかを話すようにすると相手に伝わりやすくなります。

③指示待ちにならないように気をつける

実習をはじめたころは右も左もわからないものです。しかし、そのような状況下でも自ら実習に取り組む姿勢を積極的にアピールしましょう。

> **チェックポイント**
>
> ☞ 身だしなみ、態度、言葉遣いに注意できていますか？
>
> ☞ 質問する時と場所だけでなく、質問の仕方にも配慮ができていますか？

夕方のフィードバックが終わってから業務をされている実習指導者を見て自分も頑張ろうと思った（29 歳 OT）

第2章 ▶ 実習へ行こう！

Step6 │ こう立ち回れ！臨床実習

22 患者さんとの関わり

　知識や技術が未熟な実習生でも「一生懸命さ」があると、患者さんから感謝されることもあります。逆に「一生懸命さ」がない実習生は患者さんとトラブルを起こしやすいようです。この差は何か、考えてみましょう。

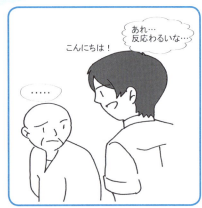
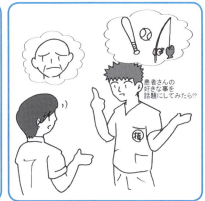
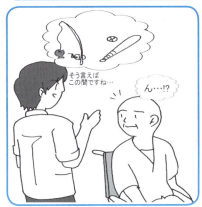
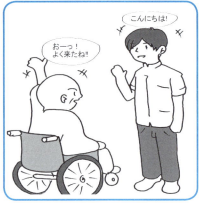

　患者さんに「一生懸命さ」が伝わると、「私のために頑張ってくれている。一緒に頑張ろう」と思ってもらえます。そう思ってもらえるだけの誠意をみせましょう。患者さんの病前の性格、個性、今回の病気の影響などいろいろな要因がありますので、一概には言えませんが、患者さんとトラブルを起こす実習生の多くは、「一

生懸命さ」や「やる気」を伝えることができていないようです。患者さんやご家族は、多くの場合、実習生より年上です。つまり、人生の先輩にあたります。患者さんへの敬意を持って一生懸命関わってください。

次に、「患者さんと何を話して良いかわからない」と悩んでいる実習生にアドバイスです。事前に準備できるようであれば、患者さんの出身地のことを調べる、休みの日に観光名所に足を運ぶといった情報収集を行うなどしてみるのも良いでしょう。

しかし、最も大事なことは「患者さんのことを知りたい」と思うことです。相手のことを知りたいと思えば、名前や年齢を聞きます。すると、食べ物の好き嫌いや趣味、昨日のエピソードなどが聞きたくなります。さらに、「どうして入院しているのだろう」、「何に困っているのだろう」と気になるものです。少なくとも学校で友人と話しているときは、あなたは自然とそうしたことができているはずです。学校で友人にそういったことが聞けるのは、友人に興味を持っているからです。

患者さんに興味を持って、「患者さんのことが知りたい」ということを忘れずに、患者さんと向き合ってみてください。そうすれば、聞きたいことが自然とでてくるはずです。しかし、一方的に質問ばかりを繰り返すと尋問のような印象を与え患者さんに不愉快な思いをさせる場合もあるので注意しましょう。

Step 6　こう立ち回れ！ 臨床実習

チェックポイント

- 👉 患者さんに対して敬意を持った対応ができていますか？
- 👉 患者さんに対して一生懸命関わろうとしていますか？

のホンネ　患者さんと話をするときに、自分の話ばかりしてしまい、患者さんの話をうまく聞くことができなかった（32歳 ST）

第2章 ▶ 実習へ行こう！

Step6 こう立ち回れ！臨床実習

23 ハラスメント対策

　実習におけるハラスメントは、実習生と実習指導者の間でのみ起こることではありません。学生と実習施設のスタッフ、学生と患者さん、学生と患者さんの家族などいろいろなケースがあります。ハラスメントへの対策ができるようにしておきましょう。

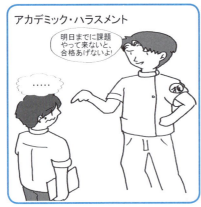

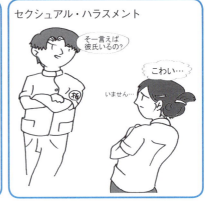

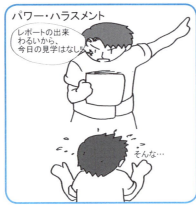

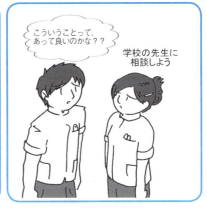

ハラスメントには、セクシュアル・ハラスメント、アカデミック・ハラスメント、パワー・ハラスメントなどがあります。

1. **セクシュアル・ハラスメント**：性的な要求や言動によって人権を侵害する行為。
2. **アカデミック・ハラスメント**：臨床実習の単位習得を利用し、人権を侵害する行為。
3. **パワー・ハラスメント**：臨床実習における力関係を不当に利用し、人権を侵害する行為。

◇ハラスメントの発生を予防しよう！
- 臨床実習では、必要な場合を除いて、二人きりで個室に入らない。
- 臨床実習以外での個人的な接触は極力しない。
- 相手が男女の関係について誤解するような言動は慎む。

◇もしも、ハラスメントを受けた場合の対応！！
- ハラスメントを受けた内容を記録として残しておきましょう。手書きのメモでもワードファイルでもかまいません。ハラスメントを受けた日時、場所、相手の言動について記載しておきましょう。
- 学校の先生または指定の相談窓口に電話をして、直ちに相談してください。
- 学校の先生からアドバイスを受けた内容に従い、行動しましょう。
- 心身の健康を損なっている場合は、我慢するのではなく、専門家によるカウンセリングやメンタルケアを受けましょう。

> **チェックポイント**
>
> ☞ ハラスメント発生の予防対策ができていますか？
>
> ☞ ハラスメントを受けた場合は、直ちに養成校に相談してください！

実習指導者の想いと実習生の想いは受け取り方によってズレがでてしまうことがある（25歳OT）

column9　実習人づきあい今昔

　最近は実習生との接し方が非常に難しい時代になった。やたら課題を課したり、飲み会をしたりするのはパワハラとみなされ養成校から指導が入る。指導だけならよいが、学生から訴えられたりすることもある。

　我々の時代では、わからないことがあるとレポートで調べ報告する、実習指導者から飲みに誘われると参加するというのは当たり前で、飲んだあとに課題をするというのは暗黙の了解であった。そのような時代でもあったので課題も多かったし、実習指導者の先生も決して優しいといえる先生は少なかったような気がする。優しいどころか逆に怖い先生が多かった。

　実習から帰ってきた同級生に話を聞くと、ほとんどの感想が「きびしかった、怖かった」であった。しかしなぜか、そのような先生や実習施設のほうが記憶に残っているし、指導を受けたことも身についている。また、学校を卒業してからのつきあいも濃く、現在でも悩んだときに相談させていただいたりして、親密におつきあいさせていただいている。人づきあいは難しい！　また不思議なものだ！

（中年セラピスト）

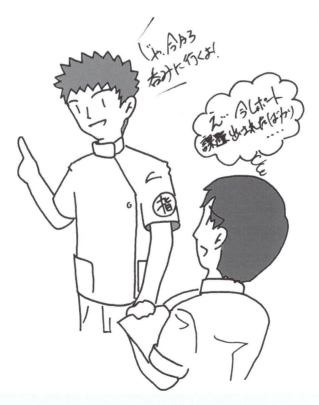

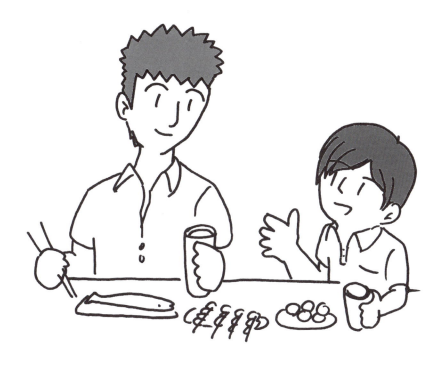

column10　飲みニケーションの是非

　私が学生の頃は、実習先では毎週のように飲み会への誘いがあった。先輩セラピストとお酒を飲み交わす機会がほとんどなかった私は、誘っていただいたことが嬉しかったこともあり、必ず参加していた。

　お酒の席では先輩セラピストの熱い話を聞くことができ、見学中には語られることのない会話をするだけで少し得した気分を味わうことができたのだった。もちろん人生経験も多い先輩方なので、恋愛相談や人生相談にのっていただき、アドバイスをもらうことで人として大きく成長することができたと思う。

　社会に出た後でも職場の方々とお酒を飲む機会が必ずあるはずだ。このような学生時代の経験や知識は必ず助けになるだろう。現在ではほとんどの施設で飲み会は行わず食事会を開いていることが多い。もし誘われることがあれば参加し、積極的にコミュニケーションを図ってみてはいかがだろうか。

（ふとっちょPT）

第2章 ▶ 実習へ行こう！

Step7 | これで解決！情報収集

患者さんの全体像を的確に掴むためには、情報収集が必要不可欠です。
情報を集め整理する能力を高めていきましょう。

24 情報収集はこうしよう

情報収集を行う際に、どんなことを聞いて良いのか迷うことが多いと思います。他の医療スタッフにどのような内容を聞けばよいか一つひとつ確認していきましょう。

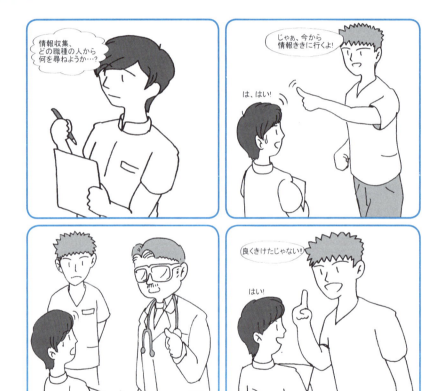

情報収集を行うときは、必ずその医療スタッフの方へ面談の約束を取りましょう。実習先で働く医療スタッフは朝から夕方まで忙しい場合がほとんどです。その忙しい中で、情報収集に時間を割いていただいているので、確認事項は表にまとめておき、時間がかからないように手短に質問をしましょう。

対象	確認する内容
医師	病状、治療計画（リハビリテーションを含む）、患者安静度、禁忌など
看護師	看護計画内容（看護方針や目標、ケア内容）、服薬状況、病棟での生活状況、ADL、コミュニケーション状況、嚥下状態など
理学療法士	理学療法の問題点、目標、プログラム内容、起居移乗動作、移動状況など
作業療法士	作業療法の問題点、目標、プログラム内容、高次脳機能、ADL（病棟生活との差）など
言語聴覚士	言語聴覚療法の問題点、目標、プログラム内容、嚥下機能、高次脳機能、コミュニケーション方法など
社会福祉士	家族状況（キーパーソン確認、家族関係、経済状況を含む）、社会資源（介護保険や障害者手帳など）、家族の退院先の希望など
家族	家族の主訴 病前の本人の生活史（生活習慣や仕事内容、趣味、交友関係等）など

表：各職種やご家族に確認する主な内容

　基本的には表に示した方々に情報収集させてもらうことが多いですが、疾患によっては薬剤師や管理栄養士、歯科医師、学校の先生などに話を聞く場合がありますので、迷った場合は一度、実習指導者に確認してみましょう。

チェックポイント

- ☞ 情報収集の際は必ず面談の約束を取りましょう
- ☞ 情報収集の内容を事前にまとめましょう

- 確認したいことがありすぎて、一番聞かないといけないポイントを聞き逃してしまった（30歳 ST）

第2章 ▶ 実習へ行こう！

Step8　もう悩まない！報告書の書き方

デイリーノートをはじめとする報告書に悩む実習生は意外と多いです。
ここでは報告書を書く際に気をつけたいポイントをピックアップしました。

25　デイリーノートの書き方

日々の経験や患者さんの治療経過を記録したものをデイリーノートと言います。養成校や実習施設によって書き方は異なりますが、ここでは代表的なものを紹介します。

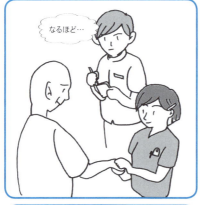
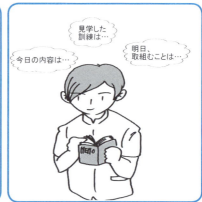
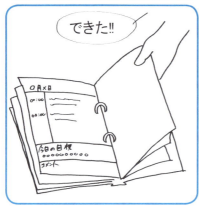
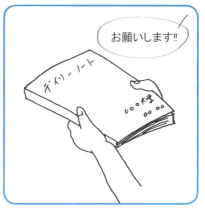

デイリーノートは自分の行動や考えを書き出し、実習を通してどのように変化していったかを確認する材料になります。また、実習生の皆さんの考えや思いを実習指導者と共有するツールとしての役割もあります。PT、OT、ST個別でデイリーノートの書き方の例を提示します。

デイリーノート（理学療法士の例）

実習日誌

実習日	年　　月　　日　　曜日	指導者印
実習内容		

午前	午後
8:45　申し送り、カンファレンス見学 　　　患者さんの夜間の状況の確認	13:00　C氏　リハビリテーション見学 　　　　被殻出血：起立練習 　　　　歩行練習
10:00　A氏　カルテからの情報収集 　　　　一般情報、医学的情報の確認	14:00　D氏　検査測定実施 　　　　視床出血：反射検査、筋緊張検査 　　　　Brunnstrom stage
10:30　A氏　検査測定実施 　　　　脳梗塞：反射検査、筋緊張検査 　　　　Brunnstrom stage	15:00　E氏　装具検討会 　　　　運動機能、歩容の確認 　　　　装具装着時の変化の確認
11:30　B氏　リハビリテーション見学 　　　　変形性膝関節症：ROMex 　　　　モビライゼーション	16:00　記録・フィードバック

> 患者さんそれぞれで学習した項目を記載しましょう。

気付き、学びの視点

　A氏とD氏で同様の検査を実施した。A氏はBrunnstrom stageⅡで筋緊張は弛緩、腱反射は消失していたが、一方D氏はBrunnstrom stageⅢで筋緊張、腱反射が共に亢進しており麻痺の回復段階での反応の違いを学ぶことができた。C氏の起立練習では起立時に気をつけるべきポイントと、患者さんへわかりやすく伝える方法を学ぶことができた。

> 振り返りですので、反省点だけでなく、良かったことや気づいたことも書くようにしましょう。

振り返り（学習が必要な箇所）

①反射検査では実技にまだ自信がもてない。自主的に練習し、可能であれば様々な患者さんで実践させて頂きたい。

②練習時に患者さんへわかり易く伝えるための方法をさらに学びたい。セラピストの方々がどのように声掛けしているのか着目して見学に臨みたい。

> 今後の実習での希望など、実習指導者へのメッセージを書くと指導の参考になります。

指導者記入欄

自分の中で課題が整理できてきているようですね。
実技や声掛けに関しては実習中でも経験できるようにしていきますので、自主練習をしておいて下さいね。

デイリーノート（作業療法士の例）

実習日誌

実習日	年　月　日　曜日	指導者印
実習内容			

午前	午後
8:30　　清掃 8:40　　朝礼 9:00　　A氏　リハビリテーション見学 　　　　脳梗塞、左片麻痺、注意障害、 　　　　左半側空間無視 　　　　（更衣、食事動作練習） 10:00　B氏　リハビリテーション見学 　　　　右大腿骨頸部骨折 　　　　（浴槽内への出入り練習） 11:00　C氏　リハビリテーション見学 　　　　第12腰椎圧迫骨折 　　　　（調理練習：みそ汁） 12:00　病棟食事場面見学	13:30　　病棟カンファレンス見学 14:00　　D氏　リハビリテーション見学 　　　　右橈骨遠位端骨折 　　　　（渦流浴、ROMex、買い物練習） 15:00　　病棟回診見学 16:00　　E氏　リハビリテーション見学 　　　　視床出血、弛緩性麻痺、視床痛 　　　　（リクライニング車いす乗車、整容動作練習） 16:45　　フィードバック

> 患者さんの病名や行ったアプローチを端的に記載しましょう。カンファレンスや回診など、体験したことも載せておくと振り返りがしやすくなります。

気付き、学びの視点

回復期リハビリテーション病棟では、生活リズムを整えるために毎日病衣から私服に着替えている。A氏の更衣は、座位を保持することが難しいため、朝のOTで介入している。左片麻痺と注意障害、左半側空間無視があり、上衣を着る際にも声かけと介助が必要である。特に、左肩から首元へ洋服を引っ張る際にバランスを崩してしまう。OTは介入前に手順を確認し、丁寧に誤りがないよう練習をすすめていた。OTの声かけもアプローチの1つとなっているように感じた。

> 見学や実際に行ったことから得た気づき、学びの視点を書きましょう。常に「なぜ？」と考えるクセをつけておくと気づきが生まれやすいです。

振り返り（学習が必要な箇所）

①高次脳機能障害の注意障害と左半側空間無視について更衣等の日常生活でも見られたため、机上での検査が必要であり、実際に行ってみたい。
②日常生活動作を身体機能面、認知機能面から多角的にみる視点が必要であると感じた。特に、高次脳機能障害は目に見えにくい病態であるため、多くの症例の見学に入り、声かけや視点を学びたい。

> 明日以降に挑戦したいこと、やってみたいこと、自主学習で出てきた質問を書きましょう。

指導者記入欄

観察から得られた気づきを『机上検査が必要であるため、行いたい』と行動へ変えていく姿勢が大変良いです。観察の視点も少しずつ養われているように感じています。また、高次脳機能障害は目に見えにくい障害ですので、日常生活動作と机上検査を合わせてみていく必要があります。PTやSTとも情報を交換しながら今の調子で進めていきましょう。

デイリーノート（言語聴覚士の例）

実習日誌

実習日	年　月　日　曜日	指導者印

実習内容

午前	午後
8：45　スタッフミーティング 9：00　A様　言語聴覚療法見学 　　　　記憶障害、注意障害、構音障害　（メモリーノート使用練習） 10：00　B様　言語聴覚療法見学 　　　　失語症、認知症　（認知機能課題、理解表出課題） 11：00　C様　言語聴覚療法見学 　　　　構音障害、摂食・嚥下障害 　　　　（摂食・嚥下リハ：摂食練習）	13：00　D様　言語聴覚療法見学 　　　　構音障害　（構音動作練習 　　　　鼻咽腔開放－閉鎖） 14：00　E様　言語聴覚療法実習 　　　　SLTA実施　（話す5～14） 　　　　理解課題実施 15：00　カンファレンス見学 　　　　自宅退院予定の患者様 　　　　在宅生活での問題点とリハ方針の確認 16：30　フィードバック

> カンファレンスなど、どのような内容だったか簡単に記載しておくと良いでしょう。
> 見学した患者さんの障害名とリハビリテーション内容を記載しましょう。

気付き、学びの視点

　B様の失語症の言語聴覚療法で、呼称課題中に語頭音ヒント効果が有る場合と無い場合があった。使用している語の親密性やモーラ数に大きな違いが有るとは考えにくい。他の要因も有るのだと思われる。
　E様のSLTA実施時、マニュアルや模擬演習で学んだ方法以外に、実際の実施場面における声掛けや患者様への配慮が必要であることが分かった。

> 症状の分析など自分の考えを書いても良いでしょう。

振り返り（学習が必要な箇所）

①失語症のリハビリテーションを実施する上で必要な、言語情報処理モデルの発話面のところについて再度学習が必要だと感じた。
②検査実施時の患者さんへの配慮や声掛け（検査結果に影響が出ない程度のもの）。STの先生方が検査を実施している場面をもっと見学させていただきたい。

> 一日を振り返り、臨床実習に臨むうえで、自分に不足している箇所を書きましょう。

指導者記入欄

　患者さん全体の様子を観察しながら評価や練習を行いましょう。患者さんを気遣いながら適宜声掛けを行いましょう。ただし、評価実施時は評価結果に影響を及ぼさない程度にしましょう。

チェックポイント

☞ 1日のテーマを持って実習に臨んでみましょう

☞ 自分が現在悩んでいることや疑問に思うことなどを書いていきましょう

- デイリーノートは記憶が鮮明な当日のうちに書いておくと詳細までまとめることができて褒められた（31歳PT）　深く考えずに見学をしていると、書く内容が薄くなってしまい困った（29歳ST）

第2章 ▶ 実習へ行こう！

Step8 もう悩まない！報告書の書き方

26 報告書の書き方

報告書は患者さんを理解するためのツールです。ここでは報告書の一般的な書き方と注意点を紹介します。

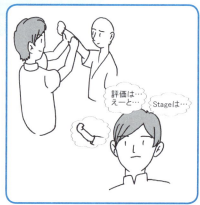
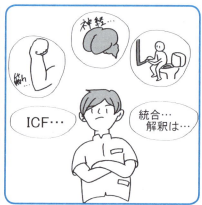
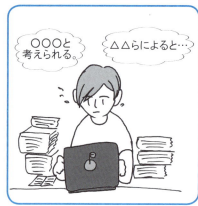
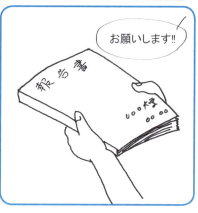

報告書を作成する目的は、患者さんの評価から治療までの過程を整理して理解することです。「報告書が終わらないと夜も眠れない…」という話を聞きますが、報告書を完成させることが臨床実習の目的ではありません。あくまでも理解するためのツールですので、その点に注意して作成していきましょう。一般的な報告書の内容としては、表のような順番で記載します。ここではPT、OT、STの職種別に報告書の例を挙げていきます。

Ⅰ．はじめに	報告の経緯や目的を書く。
Ⅱ．基礎情報	問診やカルテからの情報収集で得られた内容を記載する。 一般的事項：年齢、性別、身長、体重、利き手 医学的事項：診断名、現病歴、既往歴、処方内容、 　　　　　　他部門からの情報収集 社会的事項：生活歴、職業、家族構成、キーパーソン、家屋状況
Ⅲ．検査・測定	検査結果を記載する。問題となっている点や治療、考察に関わる点を抜き出して記載すると良い。
Ⅳ．統合と解釈	基礎情報や検査測定から得られた情報をもとに ①疾患や障害の予後 ②機能障害の原因や機能障害と活動制限、参加制約の関連 ③患者さんの主訴の把握 などを行い、問題点、目標、プログラムを決定する。 レジュメでは考察に経過をまとめて記載する場合が多い。
Ⅴ．問題点抽出	ICF や ICIDH にもとづいて記載する。重要なものから順に記載する。論点を絞りたい場合はテーマに関わるものを記載する。
Ⅵ．目標設定	最終目標：退院時　長期目標：約１～２カ月程度 短期目標：約２～３週程度　※症例・施設により期間は異なる
Ⅶ．治療プログラム	大枠の治療方針と治療プログラムを記載する。 問題点との関連を記載するとつながりがわかりやすい。
Ⅷ．経過の要約	治療経過や治療プログラムの変更内容を簡潔に記載。
Ⅸ．考察	初期と最終評価の比較により実施した治療の妥当性について検証する。症例から得た結果の解釈及び結論を導いた経過、根拠を示す。また今後の課題についても言及する。
Ⅹ．参考文献	ケースレポートをまとめるにあたり参考にした資料を記載する。

表：主な報告書の記載内容

◇レポートを提出してと言われたら…

　レポートは報告書より自分が考えたことをさらに細かく記載しなくてはいけません。そのため上記の内容に加えて、検査を選択した理由や、一つの検査結果それぞれに対しての評価、考察をより広げて書くなどの肉付けが必要になります。文章のボリュームは多くなりますが、自分がどう考えたのかわかるように書くことが重要です。

レポートが提出日までに終わらなかったときは本当に焦りました。そこで、まずはしっかり反省をして、その後はレポートが遅れることもありませんでした（27歳 PT）

症例紹介（理学療法）

Ⅰ．はじめに

今回、左被殻出血を発症した症例の評価・問題点抽出・プログラムの立案を行う機会を得たのでここに報告する。

Ⅱ．基礎情報

1．一般的情報

【性別】男性　【年齢】50歳代

2．医学的情報

【診断名】脳出血（左被殻）

【障害名】右不全片麻痺、運動障害性構音障害、失語症、注意障害

【現病歴】平成X年X月X日に仕事先で発症し、A病院へ救急搬送され、保存的治療を実施。状態が落ち着いたため、同年X月X日＋14病日にリハビリテーション目的でB病院へ転院。

【既往歴】高血圧　【主訴】早く仕事に戻りたい

【他部門からの情報（最終評価時）】

・医師：病状は安定。中止基準はアンダーソン、土肥の変法に準ずる。

・看護師：服薬は降圧剤を自己管理可能。できるだけ離床を促している。日中はデイルームでスタッフの似顔絵を書いている。

・作業療法士：日常生活上の高次脳機能障害に対しアプローチを行う。復職の希望も強く回復をみながら練習を進めていく。

・言語聴覚士：軽度の運動性失語と注意障害、構音障害がある。電話対応とメモ取りができることを目標にアプローチを進めていく。

・医療ソーシャルワーカー：要介護1。職場復帰を希望されている。

3．社会的状況

【家族構成】妻、長男、長女、次男との5人暮らし

【主たる介護者】妻（キーパーソン）【経済状況】問題なし

【職業歴】小規模の電気通信会社を経営　会社は自宅から徒歩30分

【居住環境】持ち家2階建。寝室、トイレ、浴室は1階。階段手摺りあり。玄関ポーチに2段の段差（1段15cm）上がり框は20cm、屋内敷居段差は3cm程度。

【野外環境】玄関ポーチ横に駐車スペースあり。居室側に庭あり。

【学歴】大卒【趣味】スケッチ、日曜大工【性格】真面目だが頑固な一面あり

> まずは診断名を確認して、一般的な症状や予後を把握しましょう。

> 主訴は治療のゴールにつながる大事な項目です。細かく聞きましょう。
> また、主訴が実現可能なのかどうかを後の評価で判断していきます。

> 他部門からの情報収集では他職種の評価とゴールを確認します。共通のゴールを持っておくことが重要になります。

Ⅲ. 理学療法における検査・測定

	初期評価	最終評価
全体像	車椅子介助で来室。失語、構音障害の影響でコミュニケーションは端的に行う必要あり。動作は性急。リハビリの意欲は高い。	杖を使用し自立歩行で来室。コミュニケーションは問題なし。今後の生活についても前向きな発言が聞かれている。
バイタルサイン	血圧 130〜140/60〜80mmHg 脈拍 80〜100拍/分	血圧 120〜130/60〜70mmHg 脈拍 80〜90拍/分
反射検査（右/左）	上腕二頭筋 ++/+ 膝蓋腱 ++/+ アキレス腱 ++/+ 病的反射 +/− 足クローヌス +/−	上腕二頭筋 ++/+ 膝蓋腱 ++/+ アキレス腱 ++/+ 病的反射 −/− 足クローヌス −/−
感覚検査	表在：重度鈍麻 深部：重度鈍麻	表在：軽度鈍麻 深部：軽度鈍麻
関節可動域	制限なし	制限なし
筋緊張検査（右/左）	Modified Ashworth Scale 上腕二頭筋 1/0 手根屈筋 2/0 腸腰筋 0/0 大腿四頭筋 1/0 下腿三頭筋 2/0	Modified Ashworth Scale 上腕二頭筋 2/0 手根屈筋 2/0 腸腰筋 1/0 大腿四頭筋 1/0 下腿三頭筋 1/0
Brunnstrom Stage（右）	上肢Ⅱ−手指Ⅱ−下肢Ⅲ	上肢Ⅲ−手指Ⅲ−下肢Ⅳ
姿勢観察	○座位 自立 右上腕骨頭下制　骨盤後傾 胸腰椎後弯 重心の偏倚はみられない。 ○立位 見守り ※平行棒把持 右肩峰下制は座位により増強、肩甲上腕関節に1横指の亜脱臼あり。骨盤は右回旋位となり右股関節外旋、右足部内反位をとる。重心は左に偏る。	○座位 自立 右上腕骨頭下制は軽減 骨盤中間位 ○立位 自立 ※平行棒把持 右肩峰下制改善し亜脱臼消失。骨盤の右回旋と股関節外旋は軽減している。右側足部内反位と重心の左側への偏倚は残存。

全体像では、コミュニケーション能力や心理面、大まかな動作能力、会話での印象などを記載します。

姿勢観察は、正常のアライメントから逸脱している点を端的に記載します。正常のアライメントを頭に入れておきましょう。
最終評価では変化点に着目して記載すると良いでしょう。

動作分析	○寝返り　見守り ・麻痺側管理に声掛けが必要。 ○起き上がり　見守り ・on elbow 移行時に麻痺側肩甲骨の突出が不十分で重心が後方に残る。 ・麻痺側上肢屈筋群の緊張は亢進。 ○起立　見守り ・体幹前屈は十分に可能だが、殿部離床時に重心が非麻痺側偏位し麻痺側足部内反のまま立位となる。 ○歩行 平行棒内見守り ・2動作半歩前型歩行 麻痺側立脚初期：足部内反位で接地 麻痺側立脚中期：体幹前屈位、骨盤右回旋位となり、右膝のロッキングを認める。 麻痺側立脚後期：股関節伸展不十分 遊脚期：股関節外旋、膝伸展位のまま振り出す。	○寝返り　自立 ・麻痺側管理は可能。 ○起き上がり　自立 ・麻痺側肩甲骨の突出は十分に可能となり、麻痺側上肢屈筋群の筋緊張亢進は緩和。 ○起立　自立 ・殿部離床時はわずかに重心が非麻痺側偏位するが、両足底は全面接地して立位となる。 ○歩行 杖歩行見守り ※ AFO ・2動作前型歩行 麻痺側立脚初期：踵接地可能 麻痺側立脚中期：膝ロッキング消失も体幹前屈、骨盤右回旋位は残存 麻痺側立脚後期：股関節伸展不十分で非麻痺側下肢の歩幅が短縮する。 遊脚期：股関節中間位で振り出し可能。	動作分析のポイントは正常の運動からの逸脱点を把握することです。教科書で正常の動作を把握しておきましょう。 また動作を幾つかのフェーズに分けて捉えると、どの点が問題で動作が達成できないのかが捉えやすいです。 歩行分析の記載は 1. 歩行の介助レベル 2. 歩行パターン 3. 歩容 の順で記載するとわかりやすいです。歩容は正常からの逸脱点を端的に記載しましょう。
ADL 評価 （FIM）	86 点 （減点項目：整容、清拭、更衣、トイレ動作、移乗、移動、階段、理解、表出、問題解決）	116 点 （減点項目：清拭、更衣、トイレ動作、移乗、移動、階段、理解、表出）	

Ⅳ. ICFによる問題点抽出（○肯定的要因　●否定的要因）

	初期評価	最終評価
健康状態	主病名：左被殻出血 既往歴：高血圧	主病名：左被殻出血 既往歴：高血圧
心身機能 構造	○見当識は良好 ○単語でのやりとり可 ○左上下肢の随意運動可 ○関節可動域制限なし ○視覚、聴覚障害なし ○意識障害なし ●右片麻痺（Ⅱ-Ⅱ-Ⅲ） ●右半身の感覚障害（重度） ●右上下肢の筋緊張亢進 ●短文レベルの理解は曖昧 ●注意機能低下 ●喚語困難あり	○見当識は良好 ○短文レベルでの聴理解可能 ○左上下肢の随意運動可 ○関節可動域制限なし ○視覚、聴覚障害なし ○意識障害なし ●右片麻痺（Ⅲ-Ⅲ-Ⅳ） ●右半身の感覚障害（軽度） ●右上下肢の筋緊張亢進 ●複雑な話は理解が曖昧 ●注意機能低下 ●喚語困難（頻度は減少）
活動	○ナースコール使用可 ○座位保持自立 ○車椅子駆動自立 ○食事動作は左上肢使用し自立 ●起居、移乗動作見守り ●平行棒内歩行見守り ●危険認知低く動作性急 ●食事以外のセルフケア介助 ●買い物などIADL動作が困難	○ナースコール使用可 ○座位保持自立 ○車椅子駆動自立 ○入浴以外のADL自立 ○起居、移乗動作自立 ●屋内外杖歩行見守り ●入浴動作介助 ●階段昇降見守り ●買い物などIADL動作が困難
参加	○ごく限られた人との会話は可能 ○リハビリへの参加良好 ○座位での離床ができている ●自室内での生活が主体 ●友人や知人、仕事仲間との会話は困難 ●現段階での外泊や復職は困難	○家族と日常会話ができる ○友人や知人、仕事仲間と会い近況などを伝えることができる ●通勤が困難 ●取引先とのやり取りを円滑に行うことができない ●取引先までの移動手段がない

> 問題点抽出の前に統合と解釈を記載する場合もあります。今回は考察にまとめて記載しています。

> 問題点の抽出の方法はICFの形式で記載する場合が多いですが、どの形式を使うかは実習指導者に確認した方が良いでしょう。

環境因子	○家族が協力的 ○介護保険やジョブコーチの利用ができる ●自宅内での車椅子使用困難 ●仕事場の症状理解の不足 ●仕事場で使用する機器の使用困難
個人因子	・50歳代　男性 ・デマンド：仕事がしたい ・多趣味（スケッチ、日曜大工） ・何事も積極的に取り組むことができる ・他者との交流を好む ・真面目だが頑固な一面あり

Ⅴ．目標

【リハビリテーションの方針】

復職：職場までの移動手段を獲得し、電話対応や事務処理ができるようになる

初期評価	最終評価
【最終目標】 ・通勤ができる移動手段、体力の獲得	【最終目標】 ・通勤ができる移動手段、体力の獲得
【長期目標】 ・屋外杖歩行自立 ・入浴動作自立 ・階段昇降自立	【長期目標】 ・屋外杖歩行自立 ・屋内杖なし歩行自立 ・30分程度の連続歩行が可能
【短期目標】 ・起居、移乗動作自立 ・排泄動作の自立 ・屋内杖歩行自立 ・二次的合併症を起こさない	【短期目標】 ・屋内杖歩行自立 ・入浴動作自立 ・階段昇降自立

> 実習先の施設によって目標までの期間は異なります。また最終目標は長期目標と同一にする場合がありますので細かい記載方法は実習指導者に確認しましょう。
> 目標は達成の有無がわかるように具体的に記載しましょう。そうすることで患者さんとの共通認識が持ちやすくなります。

Ⅵ. 治療プログラムと経過

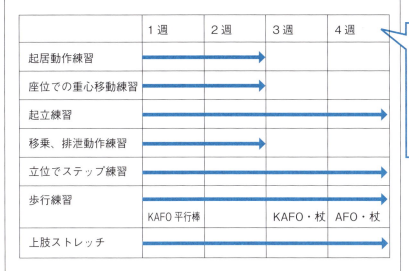

治療の経過と変化点をグラフで示しています。
レジュメは文章よりも、図を入れるようにすると内容が伝わりやすいです。

Ⅶ. 考察

　本症例は、左被殻出血を発症し右不全片麻痺、構音障害、失語症、注意障害をみとめた50代の男性である。元々の生活はすべて自立し、自営で電気通信業を営んでおり主訴は早期の復職であった。

　初期評価時の障害像として、右半身の運動麻痺と感覚障害が出現しており、これは被殻出血の血腫が内包の神経線維を圧迫している影響と考えられた。麻痺側下肢の随意性はある程度残存しているが、起居動作や歩行では麻痺側をほとんど使用しないことから、動作には運動麻痺以外にも感覚障害や注意障害の影響が関与していると考えた。

　予後予測として症例は50代と若年であること、非麻痺側の機能が保たれていること、発症から間もなく血腫の吸収に従って神経症状が改善してくる可能性があることを考慮し、今後ADL動作、歩行の再獲得が可能となると考えた。復職については構音障害や高次脳機能障害が比較的軽度であり電話対応やメモ取りなどのデスクワーク程度であれば可能ではないかと考えた。

　以上のことからリハビリテーションゴールとして、自宅内ADLの自立と屋外の移動手段の獲得、仕事で必要な電話応対やパソコンでの事務処理が可能になることを設定した。理学療法では長期目標としてADL自立と屋外歩行自立を、介入1カ月の短期目標として起居、移乗動作自立、排泄動作の自立、屋内杖歩行自立、二次的合併症を起こさないこととした。

　これらに対する初期評価時の問題点として、起居動作や移乗、排泄動作が

今回の考察の構成は以下の通りです。
1. 症例紹介
2. 患者の障害像（機能障害と活動の関連）
3. 予後予測と主訴の整合性の判断
4. 目標設定
5. 目標達成を阻害する問題点
6. プログラム立案と治療経過
7. 今後の方向性
8. 参考文献
考察の構成は実習指導者から指定がある場合がありますので確認してみましょう。

非麻痺側優位に行われており性急であること、立位動作や歩行獲得のための麻痺側下肢の運動機能が不十分であることが挙げられた。加えて感覚障害の影響で麻痺側上下肢の管理が不十分となり筋緊張の亢進や可動域制限、肩関節痛などの二次的障害をきたす恐れがあることが挙げられた。

　これら3つのポイントについてプログラムを立案し治療を行った。なお治療にあたっては注意力の低下や失語があるため、フィードバックは端的にし、言語的な説明だけでなく鏡を使ったり、身体に触れたりして視覚や体性感覚を意識して行うこととした。

> 治療の際に力をいれたポイントに着目して書いていくと相手に伝わりやすい文章を書くことができます。

　まず非麻痺側優位の動作について寝返り、起き上がり動作は麻痺側上肢を使用した動作パターンに変更し反復して学習を図った。起立動作は麻痺側の足底接地や体幹の姿勢を視覚的に確認しながら行うことに加え、座位で重心移動練習を事前に行うことで麻痺側への荷重を促した。移乗動作や排泄動作は、起立動作と同様に足底の位置の確認を行ってもらうように、事前に声かけを行った。開始当初は頻回に声掛けが必要であったが、動作をいくつかの手順に分解し確認してもらうことで起居動作時の麻痺側上肢の管理や、起立動作時の麻痺側荷重が可能となった。

　次に麻痺側下肢の運動機能の改善については、前述の起立練習を椅子の高さを変更して行うなど難易度を調整し、麻痺筋の神経の発火頻度の増加や、活動する運動単位の増加を図った。また早期より長下肢装具を装着し立位でのステップ練習や歩行練習を行い筋活動の増大や筋収縮のタイミングの学習を図った。また長下肢装具を使用することで歩行中に本人が制御する関節を絞る事ができると考え、立脚中期に股関節に注意を向けて骨盤右回旋位の改善を促した。これにより麻痺側下肢の筋出力は向上し歩行中の膝関節のロッキングは消失、振り出しにも改善がみられ、短下肢装具の使用が可能となった。しかし骨盤右回旋位は残存しており歩行は見守りレベルに留まっている。この要因としては感覚障害の影響から麻痺側立脚中期から後期にかけて前足部への荷重移動の感覚が乏しく、重心が後方に残りやすくなっていることや麻痺側股関節伸展筋の弱化が要因ではないかと考えた。そのため今後は足底の感覚に注意を向けつつ足部への荷重練習を行うことや、立脚初期での股関節伸展筋の活動を高める練習を導入していく必要があるだろう。

> 考察では自分の考えを述べますが、自分一人だけではその考えが正しいかどうかはわかりません。そこで書籍や文献を引用、参考にして、自分の考え方の根拠を証明していきます。

　最後に二次的障害の予防については、練習前後に麻痺側上肢のストレッチを提案した。運動時に麻痺側上肢は上腕二頭筋、手根屈筋群の緊張が亢進しており、管理を怠ると筋の柔軟性の低下を引き起こし更なる筋緊張の亢進を招く可能性があった。そのため介入当初はセラピストによる他動運動でのス

トレッチを行い、その後本人の自主練習として導入し、リハ時は動作の確認のみ行うこととした。これにより筋緊張の緩和や可動域の維持だけでなく麻痺側上肢へ注意を向け、感覚入力の改善や上肢の管理方法の上達にも繋がったのではないかと考えた。

今後は屋内杖歩行自立に向けて、まずは歩容の改善を図る。加えて入浴動作を考慮した裸足での歩行練習や、在宅復帰に向けた段差昇降練習や杖なし歩行練習、訪問調査の検討などを行っていく。また復職に向けて職場環境の確認や、通勤方法の検討、通勤を想定した屋外歩行や耐久性の向上などにも取り組んでいく予定である。

> 身体機能や活動に着目するだけでなく、ICFの環境因子や個人因子、参加の項目にも触れて記載すると、より具体的で個別性のある内容になります。
> アプローチに迷ったら患者さんの主訴に立ち戻ってみよう。

Ⅷ．引用参考文献
1）臨床一郎．○○が△△に及ぼす影響．○○ジャーナル．1巻：25ページ，2016．

◇引用参考文献の載せ方

引用文献は、本文中に引用した順番で記載します。雑誌と単行本では記載の方法が異なることに注意しましょう。

○雑誌（原著論文など）の場合
　著者名．表題．雑誌名．巻：引用ページ，発行年．
　例）臨床一郎．○○が△△に及ぼす影響．○○ジャーナル．1巻：25ページ，2016．

○単行本（教科書などの書籍）の場合
　著者名．表題．編者名，引用頁，発行所，発行地，発行年．
　例）臨床三郎．標準○○□□テキスト．臨床四郎，pp78-80，大塚出版，熊本，2014．

症例紹介（作業療法）

Ⅰ．はじめに

今回、左被殻出血を発症した症例の作業療法の評価、問題点抽出、目標設定、プログラムの立案ならびに、プログラムを実施する機会を得たのでここに報告する。

Ⅱ．基礎情報

1. 一般的情報　【性別】男性　【年齢】50歳代
2. 医学的情報

　【診断名】脳出血（左被殻）
　【障害名】右不全片麻痺、運動障害性構音障害、失語症、注意障害
　【現病歴】平成X年Y月Z日に仕事先で発症し、A病院へ救急搬送され、保存的治療を実施。状態が落ち着いたためリハビリテーション目的で当院へ入院となる。
　【既往歴】高血圧【主訴】早く仕事に戻りたい。
　【他部門からの情報（最終評価時）】
　・医師：病状は安定しており、中止基準はアンダーソン土肥の変法に準ずる。
　・看護師：服薬は降圧剤を自己管理できている。日中はデイルームでスタッフの似顔絵を描いている。
　・理学療法士：短下肢装具（以下AFO）と杖を使用して歩行練習中。短下肢装具装着しての屋内独歩、屋外杖歩行を目標に練習を進めている。
　・言語聴覚士：軽度の運動性失語と注意障害、構音障害がある。電話対応とメモができることを目標にアプローチを進めていく。
　・医療ソーシャルワーカー：要介護1の認定。職場復帰を希望されている。

3. 社会的状況

　【家族構成】妻、長男、長女、次男との5人暮らし。
　【主たる介護者】妻（キーパーソン）【経済状況】現在は問題なし。
　【職業歴】小規模の会社を経営。電気通信事業請負の仕事。
　【居住環境】持ち家2階建。寝室、トイレ、浴室は1階。階段手摺りあり。玄関ポーチに2段の段差（1段15cm）、上がり框20cm、屋内敷居段差は3cm程度。
　【屋外環境】玄関ポーチ横に駐車スペースあり。居室側に庭あり。
　【学歴】大卒【趣味】スケッチ、日曜大工【性格】真面目だが、頑固な一面あり。

> まずは診断名を確認して一般的な症状や予後を把握しましょう。

> 主訴は治療のゴールにつながる大事な項目です。細かく聞いてみましょう。
> また主訴が実現可能なのかどうかを、後の評価で判断していきます。

> 他部門からの情報収集では他職種の評価とゴールを確認します。共通のゴールを持っておくことが重要になります。

Ⅲ. 作業療法における検査・測定

	初期評価	最終評価
全体像	日常生活動作は、起居・移乗動作見守り。車椅子へ移乗すると車椅子駆動、食事は非麻痺側上肢にて摂取可能。運動麻痺、注意障害があり、食事以外のセルフケアは介助。運動性失語の影響により、単語での対応を要す。復職への意欲も高く、リハビリテーションへも積極的。	日常生活動作は杖や手すりを使って修正自立レベル。軽度の注意障害もみられるが、日常生活には支障のない程度である。復職の希望があり、仕事の書類に目を通したり、部下と電話で話したりする場面がみられる。
バイタルサイン	【血圧測定】128/60mmHg 【脈拍】72回/分、不整脈なし	【血圧測定】120/64mmHg 【脈拍】68回/分、不整脈なし
Trail Making Test	・Traial A：42sec ・Traial B：201sec	・Traial A：47sec ・Traial B：127sec
標準注意検査法（CAT）（ST情報より）	実施不可	＊結果の解釈から抜粋 ・言語性の焦点性注意の低下 ・注意分配の低下 ・処理速度の低下 ・持続性注意の低下
反射検査（右/左）	上腕二頭筋 ++/+ 膝蓋腱 ++/+ アキレス腱 ++/+ 病的反射 + 足クローヌス +/−	上腕二頭筋 ++/+ 膝蓋腱 ++/+ アキレス腱 ++/+ 病的反射 − 足クローヌス +/−
感覚検査	表在・深部：重度鈍麻	表在・深部：軽度鈍麻
Brunnstrom test ※右	上肢Ⅱ−手指Ⅱ−下肢Ⅲ	上肢Ⅲ−手指Ⅲ−下肢Ⅳ
関節可動域	制限なし	制限なし
筋緊張検査（右/左）	Modified Ashworth Scale 上腕二頭筋 1/0 手根屈筋 2/0 腸腰筋 0/0 大腿四頭筋 1/0 下腿三頭筋 2/0	Modified Ashworth Scale 上腕二頭筋 2/0 手根屈筋 2/0 腸腰筋 1/0 大腿四頭筋 1/0 下腿三頭筋 1/0

> 全体像は簡単に症例の情報を記載します。日常生活動作やリハビリテーションへの意欲等も記載しておくと症例の情報を捉えやすくなります。

姿勢分析	○座位 自立 麻痺側上腕骨頭下制、骨盤後傾し胸腰椎後弯。重心の偏倚はみられない。 ○立位 見守り ※平行棒把持 麻痺側肩峰下制は座位により増強、肩甲上腕関節に1横指の亜脱臼あり。骨盤は右回旋位となり麻痺側股関節外旋、麻痺側足部内反位をとる。重心は非麻痺側に偏る。	○座位 自立 右上腕骨頭の下制は軽減、骨盤は中間位保持が可能。 ○立位 自立 ※平行棒把持 麻痺側肩峰下制改善し亜脱臼消失。骨盤の右回旋と麻痺側股関節外旋は軽減している。 麻痺側足部内反位と重心の非麻痺側への偏倚は残存。	姿勢分析は、正常のアライメントから逸脱している点を端的に記載します。正常のアライメントを頭に入れておきましょう。 最終評価では変化点に着目して記載すると良いでしょう。
動作分析	○寝返り 見守り 麻痺側の管理に声掛けが必要。 ○起き上がり 見守り on elbow移行時に麻痺側肩甲骨の突出が不十分で重心が後方に残りやすい。麻痺側上肢屈筋群の緊張は亢進。 ○起立 見守り 体幹前屈は十分に可能だが、殿部離床時に重心が非麻痺側偏倚し麻痺側足部内反のまま立位となる。 ○車椅子駆動 非麻痺側上下肢にて駆動を行う。骨盤後傾位。バックレストに背中を押し付けながら駆動するため殿部の前方への滑りもみられる。	○寝返り 自立 麻痺側の管理可能。 ○起き上がり 自立 麻痺側肩甲骨の突出は十分に可能となり、麻痺側上肢屈筋群の筋緊張亢進は緩和。 ○起立 自立 殿部離床時はわずかに重心が左偏倚するが、両足底は全面接地して立位となる。 ○歩行 杖歩行見守り ※ AFO ・2動作前型歩行 麻痺側立脚初期：踵接地可能 麻痺側立脚中期：膝ロッキング消失も、体幹前屈、骨盤麻痺側回旋位は残存 麻痺側立脚後期：股関節伸展不十分で非麻痺側下肢の歩幅短縮する 遊脚期：股関節中間位で振り出し可能	動作分析のポイントは正常の運動からの逸脱点を把握することです。そのため教科書で正常の動作を把握しておきましょう。 また動作を幾つかのフェーズに分けて捉えると、どの点が問題で動作が達成できないのかが捉えやすいです。

機能的自立度評価表（FIM）	87/126 点			116/126 点		
	（中等度介助～軽介助レベル）			（修正自立レベル）		
	運動項目	食事	7	運動項目	食事	7
		整容	4		整容	7
		清拭	3		清拭	6
		更衣・上半身	3		更衣・上半身	6
		更衣・下半身	4		更衣・下半身	6
		トイレ動作	5		トイレ動作	6
		排尿管理	7		排尿管理	7
		排便管理	7		排便管理	7
		移乗：ベッド・車椅子	5		移乗：ベッド・車椅子	7
		移乗：トイレ	5		移乗：トイレ	6
		移乗：浴槽	4		移乗：浴槽	6
		移動：車椅子	5		移動：歩行	6
		階段	1		階段	6
	認知項目	理解	5	認知項目	理解	6
		表出	4		表出	6
		社会的交流	7		社会的交流	7
		問題解決	4		問題解決	7
		記憶	7		記憶	7
	（減点項目：整容、清拭、更衣、トイレ動作、移乗、移動、階段、理解、表出、問題解決）			（減点項目：清拭、更衣、トイレ動作、移乗、移動、階段、理解、表出）		

活動分析	**更衣上半身（前開きシャツ）** ベッド上端座位にて実施。非麻痺側手で右の袖口を探すことができず、口頭指示を要する。麻痺側の肘あたりまでは通すことができるが、肘から上にあげようとすると麻痺側後方へバランスを崩してしまい、介助を要する。	**更衣上半身（前開きシャツ）** ベッド上端座位にて実施。非麻痺側上肢を使用し、麻痺側手から袖を通す。麻痺側肩まで通した後、非麻痺側上肢を通す。少々時間を要すが、一人で可能。
	トイレ動作 車椅子にて洋式トイレにアプローチを行う。L字手すりを把持し、立ち上がろうとするが、車椅子のフットプレートとブレーキの忘れがあるため、介助を要する。立ち上がりから方向転換は若干の麻痺側後方へのふらつきがみられる。ズボンの上げ下げは手すりに寄りかかり、非麻痺側上肢を使用して見守りレベルで可能。	**トイレ動作** 杖歩行にて洋式トイレにアプローチする。立ち座りはL字手すりを把持して行う。ズボンの上げ下げは非麻痺側上肢を使用して行う。
	携帯電話（ガラパゴス携帯） 車椅子座位にて実施。非麻痺側上肢で携帯電話を把持し、親指を使用して開こうとするが、時間を要し、何度かやり直すことで開くことができる。ボタン操作時は大腿の上に携帯電話を置き、ボタンを押す。携帯電話の電話帳から目的の人物を探すことができない。	**携帯電話（ガラパゴス携帯）** 椅子座位にて実施。非麻痺側上肢で携帯電話を把持し、親指を使用して開く。携帯電話を大腿の上にある麻痺側上肢に把持し非麻痺側の示指を使用してボタンを押す。携帯電話の電話帳から目的の人物へ電話をかけることができる。

> 活動分析はすべて記載しようとすると膨大な量になりますので、現在問題となる作業に焦点をあてて記載をすると良いでしょう。

Ⅳ. ICF による問題点抽出（○肯定的要因　●否定的要因）

	初期評価	最終評価
健康状態	主病名：左被殻出血 既往歴：高血圧	主病名：左被殻出血 既往歴：高血圧
心身機能構造	○見当識は良好 ○単語でのやりとり可 ○左上下肢の随意運動可 ○関節可動域制限なし ○視覚、聴覚障害なし ○意識障害なし ●複雑な話は理解に時間要す ●喚語困難 ●注意障害 ●右半身の運動麻痺 ●右上下肢の筋緊張亢進 ●右半身の感覚障害	○見当識は良好 ○短文でのやりとり可 ○左上下肢の随意運動可 ○関節可動域制限なし ○視覚、聴覚障害なし ○意識障害なし ●複雑な話は理解に時間要す ●喚語困難 ●注意障害 ●右半身の運動麻痺 ●右上下肢の筋緊張亢進 ●右半身の感覚障害
活動	○ナースコール使用可 ○座位保持自立 ○車椅子駆動自立 ○食事動作は左上肢使用し自立 ●起居、移乗は見守り ●平行棒内歩行見守り ●動作性急 ●食事以外のセルフケア介助 ●携帯電話の操作不可	○日常生活動作修正自立レベル ○歩行修正自立レベル ○非麻痺側上肢で書字可能 ○携帯電話の操作可能 ●電話を持ってのメモ取り困難 ●屋内杖歩行見守り ●入浴動作介助 ●階段昇降見守り ●買い物など IADL 動作が困難
参加	○家族やスタッフ、同室患者とのコミュニケーション良好 ○リハビリへの参加良好 ○自主練習を実施している ○空き時間にスケッチをしている ●自室内での生活が主体 ●外泊困難 ●復職困難	○家族、友人や知人、仕事仲間と会い近況を伝えることができる ○携帯電話で日常会話ができる ○職場の受け入れがよい ●仕事の書類作成や指示出し、取引先とやり取りが円滑に行うことができない ●入院中で趣味の時間が少ない

> 問題点抽出の前に統合と解釈を記載する場合もあります。今回は考察にまとめて記載しています。

> 問題点の抽出の方法はICF の形式で記載する場合が多いですが、どの形式を使うかは実習指導者に確認した方が良いでしょう。

環境因子	○家族と同居しており協力的 ○介護保険やジョブコーチの利用ができる ●自宅内での車椅子使用困難 ●症状に対する従業員の理解不足 ●仕事場で使用する機器の使用困難
個人因子	・50歳代　男性 ・主訴：仕事がしたい ・多趣味（スケッチ、日曜大工） ・何事も積極的に取り組むことができる ・他者との交流を好む ・真面目だが、頑固な一面あり

Ⅴ.目標

【リハビリテーションの方針】

復職：職場までの移動手段を獲得し、電話対応や事務処理ができるようになる

初期評価	最終評価
【最終目標】 ・職場での電話対応とメモ取りができる ・日曜大工を外で行える	【最終目標】 ・職場での電話対応とメモ取りができる ・日曜大工を外で行える
【長期目標】 ・トイレ動作が手すり使用にて安全に行える ・更衣動作が手すり使用にて安全に行える ・携帯電話の操作ができる	【長期目標】 ・携帯電話を持ってのメモ取りができる ・大工道具を持って移動ができる ・一人で日曜大工の作業ができる
【短期目標】 ・動的座位保持ができ、上着を着ることができる ・動的立位保持ができ、トイレでのズボンの上げ下ろしができる ・麻痺側上肢の操作性の向上にて物品を把持することができる	【短期目標】 ・メモを取ることができる ・1時間立位で作業できる耐久性をつける ・日曜大工の準備をすることができる ・見守りで日曜大工の作業ができる

> 病期（急性期・回復期・維持期）によって目標設定の期間の考え方が変わります。

> 入院期間が異なるので施設によって目標までの期間は異なります。また最終目標は長期目標と同一する場合がありますので細かい記載方法は実習指導者に確認しましょう。
> なお目標は達成の有無がわかるようにできる限り具体的に記載しておくと、効果判定がしやすく、患者さんとの共通認識が持ちやすいです。

Ⅵ. 作業療法計画

初期評価時	最終評価時
1. 運動麻痺機能回復練習 2. トイレ動作練習 3. 更衣動作練習 4. 携帯電話操作練習 5. 物品把持での歩行練習 6. 家族指導	1. 物品把持での歩行練習 2. 日曜大工練習 3. 電話対応・メモ取り練習 4. 家族・職場のスタッフへの指導

Ⅶ. 治療プログラムと経過

	1週	2週	3週	4週
麻痺側機能回復練習	→→→→→→→→→→→→→→→→			
トイレ動作練習	→→→→→→→→→			
更衣動作練習	→→→→→→→→→→→→			
携帯電話操作練習		→→→→→→→→→→→→		
物品把持での歩行練習			→→→→→→	

> 日付を記入することもあります。実習指導者に確認しましょう。

> 治療の経過と変化点をグラフで示しています。
> レジュメは文章でなく、なるべく図を入れるようにすると内容が伝わりやすいです。

Ⅷ. 考察

　本症例は、左被殻出血を発症し右不全片麻痺、失語症、構音障害、注意障害によって日常生活動作や趣味、仕事に支障をきたした50歳の男性である。元々、自宅に併設している職場にて自営業の電気通信業を営んでいる。スケッチや日曜大工などの趣味を持っており、趣味仲間や職場のスタッフとも交流が厚い方である。主訴は早期の復職であった。

　作業療法初期評価では、被殻出血により右半身に重度の運動麻痺と感覚障害、注意障害を認めた。基本動作や移乗動作では、麻痺側上肢の筋緊張が亢進し、麻痺側上肢の管理が必要であり、疼痛などの二次障害を防ぐために三角巾を使用して動作を行う必要があると考えた。車椅子へ移乗すると車椅子駆動、食事動作は非麻痺側上肢を使用して可能であった。非麻痺側上肢を使用する際に麻痺側上肢の連合反応の出現がみられるため、早期からの動作指導が必要であろう。トイレ動作や更衣動作では、性急に立ち上がり、手順を

> 今回の考察では
> 1. 症例紹介
> 2. 患者の障害像（機能障害と活動の関連）
> 3. 予後予測と主訴の整合性の判断
> 4. 目標設定
> 5. 目標達成の為の問題点
> 6. プログラム立案と治療経過
> 7. 今後の方向性
> 8. 参考文献
> という構成になっています。

間違えてしまうため、注意障害の影響もセルフケア介助の要因の一つと考えられた。コミュニケーションは中等度の運動性失語を認め、単語レベルで端的に伝える必要があった。

　一般的な予後予測から考えると、運動麻痺は残存し、物品を操作することは難しいと考えられた。しかし、50代と年齢も若いことや被殻出血の血腫の吸収による症状の改善の可能性があることから日常生活動作や趣味活動も環境調整を行うことで再獲得できると考えた。復職については構音障害、高次脳機能障害が軽度であることと、妻や職場の受け入れが良いことを考慮し、デスクワークでの電話対応とメモが可能であると考えた。

　以上のことからリハビリテーションゴールとして、「職場までの移動手段を獲得し、電話対応やパソコンでの事務処理ができるようになる」とした。長期目標としては、トイレ動作と更衣動作が手すりを使用して安全に行えることと携帯電話の操作ができることにした。介入1カ月の短期目標として携帯電話などの物品を把持することができること、上着を着ることができること、トイレでのズボンの上げ下ろしができることにした。

　これらに対する問題点として、更衣動作時の動的座位とトイレ動作時の動的立位のバランスの崩れがあること、注意障害の影響から性急に動作を行ってしまうこと、麻痺側上肢の随意性の低下による両手動作が困難であることが挙げられた。中でも、トイレ動作と更衣動作の獲得が緊急度と重要度の観点から優先順位が高いと考えられた。

　これら3つのポイントについてプログラムを立案し治療を行った。なお治療にあたっては注意力の低下と中等度の運動性失語がみられるため、フィードバックを端的に行うこととした。

> 治療の際に力をいれたポイントに着目して書いていくと相手に伝わりやすい文章が書けます。

　まず、トイレ動作は訴えがあった時に随時介入することを提案した。症例と動作手順の確認を行い、リハビリテーションスタッフ、病棟看護師、家族にも情報を伝え、統一した動作が行えるようにすることで、作業療法で練習した手順が病棟生活の中でも動作が可能となると考えられた。トイレ動作は手順が多く、フットプレートやブレーキ操作を誤りやすいと考えられたため、手順確認を毎回行うことにした。また、身体障害者用トイレを使用し、L字手すりを使って立ち上がりとズボンの上げ下げの練習を行った。開始当初は車椅子操作に対しての誤りが多くみられたが、注意障害の改善とともに動作を性急に行うことも減り、声かけの頻度も減少し、トイレ動作が自立できた。

　次に更衣動作は朝と夕方（入浴時）に介入することを提案し、朝は作業療法にて夕方は病棟看護師に依頼した。麻痺側の肘から上に袖を通す際に麻痺

> 身体機能や活動に着目するだけでなく、ICFの環境因子や個人因子、参加の項目にも触れて記載すると具体的で個別性のある内容になります。
> アプローチに迷ったら患者さんの主訴に立ち戻ってみましょう。

側後方へ倒れがみられた。OTS が麻痺側後方から支えながら練習を行うことで、手順を獲得することができた。並行して更衣場面で座位練習を PT と協働して行うことで、よりスムーズに更衣動作の獲得が図れたと考えられた。

　次に、麻痺側上肢に対しては、OTS がアシストをしながら物品把持の練習を行った。その結果、テーブルに手を置くこと、茶碗を支えることができるようになった。しかし、茶碗を把持するなど複雑な手の操作は困難であり、今後の麻痺側上肢の筋緊張のコントロールが課題と考えられた。また、携帯電話を麻痺側上肢で把持し、非麻痺側上肢でボタンを押す練習を行うことで両手動作である携帯電話の操作は可能となった。

　本症例の最終評価時には、日常生活動作は杖と手すりを使用して自立レベルになった。また、携帯電話の操作が可能となった。今後は、さらに復職や日曜大工を想定し、物品把持での歩行練習、日曜大工練習、電話対応やメモの練習を行うことが必要である。この点に関しては、在宅復帰と復職に向けて生活期のサービス利用を調整する予定である。症例は 50 歳と若く、今後の人生を考えると、趣味であるスケッチや日曜大工を再度行えるように支援を行いたいと考えた。また、症例の強い希望である復職に対して、多職種が協働してアプローチを行い、家族や職場の従業員へとつないでいきたいと考えた。

> 考察では自分の考えを述べますが、自分一人だけの意見では、その考え方が正しいかどうかはわかりません。そこで書籍や文献を引用・参考にして、自分の考え方には根拠があるということを証明していきます。

Ⅸ．引用参考文献

◇引用参考文献の載せ方

> 引用文献は、本文中に引用した順番で記載します。雑誌と単行本では記載の方法が異なることに注意しましょう。
>
> ○雑誌（原著論文など）の場合
> 　著者名．表題．雑誌名．巻：引用ページ，発行年．
> 　例）臨床一郎．○○が△△に及ぼす影響．○○ジャーナル．1 巻：25 ページ，2016．
>
> ○単行本（教科書などの書籍）の場合
> 　著者名．表題．編者名，引用頁，発行所，発行地，発行年．
> 　例）臨床三郎．標準○○□□テキスト．臨床四郎，pp78-80，大塚出版，熊本，2014．

症例紹介（言語聴覚療法）

Ⅰ．はじめに

　今回、左被殻出血を発症した症例の評価、問題点抽出、目標設定、プログラムの立案ならびに、リハビリテーションを実施する機会を得たのでここに報告する。

Ⅱ．基礎情報

1. 一般的情報

　【性別】　男性　【年齢】　50歳代

2. 医学的情報

　【診断名】　脳出血（左被殻）

　【障害名】　右不全片麻痺、運動障害性構音障害、失語症、注意障害

> まずは診断名を確認して一般的な症状や予後を把握しましょう。

　【現病歴】　平成X年X月X日に仕事先で発症し、A病院へ救急搬送、保存的治療を実施。状態が落ち着いたため、同年X月X日＋14病日にリハビリテーション目的でB病院へ入院。

　【既往歴】　高血圧

　【主訴】　早く仕事に戻りたい。

　【他部門からの情報（最終）】

> 主訴は治療のゴールにつながる大事な項目です。細かく聞いてみましょう。
> また主訴が実現可能なのかどうかを、後の評価で判断していきます。

・医師：病状は安定しており、中止基準はアンダーソン土肥の変法に準ずる。会話がしっかり行えるように言語のリハビリテーションを進めていく。

・看護師：服薬は自己管理。病棟スタッフとのやり取りは可能。同室の患者と話をしている様子がみられる。できるだけ離床を促している。空き時間はデイルームでスタッフの似顔絵を書いている。

・理学療法士：下肢装具と杖を使用して、歩行練習中。短下肢装具を装着しての屋内独歩、屋外杖歩行を目標に練習を進めている。

・作業療法士：トイレ動作と更衣動作の練習中。日常生活上の高次脳機能障害に対しアプローチを行う。復職の希望も強く回復状況を見ながら練習を進めていく。

・医療ソーシャルワーカー：要介護1の認定。環境調整後、自宅復帰予定。

> 他部門からの情報収集では他職種の評価とゴールを確認します。共通のゴールを持っておくことが重要になります。

3. 社会的状況

　【家族構成】　妻、長男、長女、次男との5人暮らし

　【主たる介護者】　妻（キーパーソン）

　【経済状況】　現在は問題なし

【職業歴】 小規模の会社を経営。電気通信事業請負の仕事。

【居住環境】 持ち家2階建。寝室、トイレ、浴室は1階。階段手摺りあり。玄関ポーチに2段の段差（1段15cm）、上がり框は20cm、屋内敷居段差は3cm程度。

【野外環境】 玄関ポーチ横に駐車スペースあり。居室側に庭あり。

【学歴】 大卒　　　【趣味】 スケッチ、ゴルフ

【性格】 真面目だが、頑固な一面あり

> 職業歴によって評価内容や練習内容が異なります。
> 職業歴はしっかり確認しましょう。

Ⅲ．言語聴覚療法における検査・測定

> 言語聴覚療法を行うに当たり、チーム全体の目標であるリハビリテーションゴールを把握しておきましょう。

初期評価	最終評価
【全体像】 中等度運動性失語、軽度一側性上位運動ニューロン障害性構音障害、高次脳機能障害（中等度注意障害）を認める。身の回りに関する簡単なやり取りは視覚情報を併用することで概ね可能だが、話が長くなると理解が曖昧になる。喚語困難があり会話の停滞が目立つ。	【全体像】 軽度運動性失語、軽度一側性上位運動ニューロン障害性構音障害、高次脳機能障害（軽度注意障害）を認める。日常の基本的なやり取りは概ね可能である。性格は温厚だが家族に頑固な一面を見せる。病識あり、リハビリテーションには積極的である。
【聴覚】 明らかな聴覚障害は無い	【聴覚】 明らかな聴覚障害は無い
【視覚】 矯正視力で日常生活に問題は無い 明らかな視野障害は無い 視覚認知の障害は無い	【視覚】 矯正視力で日常生活に問題は無い 明らかな視野障害は無い 視覚認知の障害は無い
【標準失語症検査】 （聴く） ・短文の理解：8/10 ・口頭命令に従う：3/10	【標準失語症検査】 （聴く） ・口頭命令に従う：7/10 ・仮名の理解：9/10

> 全体像はリハ時の様子だけではなく、病棟で生活している様子も含めて書きましょう。

> 言語機能の評価を行うときは、インプットである聴覚系視覚系の確認を行いましょう。

> 評価は中枢である言語機能から、末梢である運動機能の順番で行いましょう。

・仮名の理解：6/10 （発話） ・呼称：10/20 ・単語の復唱：8/10 ・動作説明：7/10 ・漫画の説明：段階3 ・文の復唱：1/5 ・語の列挙：4語 ・短文の音読 4/5 （読む） ・短文の理解：8/10 ・書字命令に従う：7/10 （書く） ・漢字単語の書字：2/5 ・仮名単語の書字：3/5 ・漫画の説明：段階4 ・仮名一文字の書取：5/10 ・漢字単語の書取：2/5 ・仮名単語の書取：3/5 ・短文の書取：0/5 （計算） 加算：4/5、減算：3/5 積算：3/5、除算：2/5 【SALA 失語症検査】 ・PR20 呼称Ⅰ（親密度） 　H Fam:35/48 点 　L Fam:23/48 点 ・PR21 動詞の産生（発語） 　30/48 点 ・PR22 書称Ⅰ（親密度） 　H Fam:21/48 点 　L Fam:12/48 点	（発話） ・呼称：18/20 ・漫画の説明：段階5 ・文の復唱：2/5 ・語の列挙：10語 （読む） ・短文の理解：9/10 ・書字命令に従う：9/10 （書く） ・漢字単語の書字：4/5 ・漫画の説明：段階4 ・仮名一文字の書取：7/10 ・漢字単語の書取：3/5 ・短文の書取：2/5 （計算） 加算：5/5、減算：5/5 積算：4/5、除算：5/5 【SALA 失語症検査】 ・PR20 呼称Ⅰ（親密度） 　H Fam:46/48 点 　L Fam:36/48 点 ・PR21 動詞の産生（発語） 　41/48 点 ・PR22 書称Ⅰ（親密度） 　H Fam:42/48 点 　L Fam:32/48 点

> 検査結果は、グラフや文章、箇条書きなど様々な表記方法があります。実習指導者に確認しましょう。

> 言語症状をより詳細に分析し、具体的なリハビリテーションプログラムを立案するために掘り下げ検査を実施します。

【標準ディサースリア検査】	【標準ディサースリア検査】
・発話明瞭度：1.5　・前舌の挙上：2 ・口唇を引く：2　・口唇の突出：2	・発話明瞭度：1　・口唇を引く：2

【レーブン色彩マトリクス検査】
- セット A　：12/12 点
  所要時間：2 分 42 秒
- セット AB：11/12 点
  所要時間：3 分 15 秒
- セット B　：9/12 点
  所要時間：3 分 38 秒
  合計：32/36 点
  合計所要時間：9 分 35 秒

【標準注意検査法（CAT）】
　※未実施

【レーブン色彩マトリクス検査】
- セット A　：12/12 点
  所要時間：1 分 58 秒
- セット AB：12/12 点
  所要時間：2 分 21 秒
- セット B　：11/12 点
  所要時間：2 分 46 秒
  合計：35/36 点
  合計所要時間：7 分 5 秒

> 言語機能の低下が知的機能の影響によるものでは無いことを確認するために、知的機能の確認を行いましょう。失語症を有する症例の場合はレーブン色彩マトリクス検査のような非言語性の評価が望ましいです。

【標準注意検査法（CAT）】
- Auditory Detection
  的中率：83.6%　cut-off：94%
- SDMT
  達成率：35%　cut-off：41%
- PASAT
  2 秒条件：31%　cut-off：40%
  1 秒条件：15%　cut-off：27%
- Visual Cancellation
  3 所要時間：103 秒 平均：71 秒
  か所要時間：125 秒 平均：94.7 秒
- Position Stroop
  所要時間：95 秒　平均：76.8 秒
- CPT
  X 平均反応時間：467.8 m sec
  　平均：439.6msec
  AX 平均反応時間：441.3 m sec
  　平均：415.7msec

> 注意機能はすべての活動のベースとなる機能です。復職などの社会参加、地域参加を希望している症例では、可能な限り評価を行いましょう。

Ⅳ．ICF による問題点抽出（○肯定的要因　●否定的要因）

初期評価 ICF	最終評価時 ICF
【心身機能・構造】 ○単語の聴理解は可能 ○単語の読解は可能 ○名前住所の書字は可能 ○発話意欲は保たれている ●短文の聴理解、読解は曖昧 ●喚語困難（頻発） ●語性錯語、音韻性錯語 ●単語の書字は困難 ●構音障害（発話明瞭度２） ●注意機能低下 ●計算困難	【心身機能・構造】 ○見当識は良好 ○短文の聴理解可能 ○読解可能 ○名前住所の書字可能 ○簡単な計算は可能 ●複雑内容の理解は困難 ●喚語困難（時折みられる） ●短文の書字は困難 ●構音障害（発話明瞭度１） ●注意機能低下
【活動】 ○家族との簡易な会話は可能 ○自己欲求を伝達できる ●長い表現や複雑な内容は理解困難 ●話す内容が複雑になると停滞してしまう ●メモができない ●買い物ができない	【活動】 ○慣れた環境での会話は可能 ○家族に電話を掛けることができる ○単語でのメモができる ●仕事等、複雑な内容は理解が不正確 ●仕事等、複雑な内容の伝達が不十分 ●咄嗟の電話に応対できない ●伝言等、文でのメモが取れない
【参加】 ○ごく限られた人との会話は可能。 ●友人や知人、仕事仲間との会話は困難 ●現段階での復職は困難	【参加】 ○家族と日常会話を行うことができる ○友人や知人、仕事仲間と会い近況などを伝えることができる ●取引先とのやり取りを円滑に行うことができない ●仕事の書類作成ができない

> 問題点抽出の前に統合と解釈を記載する場合もあります。今回は考察にまとめて記載しています。

> 問題点の抽出の方法は ICF の形式で記載する場合が多いですが、どの形式を使うかは実習指導者に確認した方が良いでしょう。

【環境因子】
○家族がおり協力的
○介護保険を利用できる
●自宅内での車椅子使用困難
●症状に対する従業員の理解不足
●職場で使用する機器の使用困難

【個人因子】
・50歳代　男性
・主訴：仕事がしたい
・多趣味（スケッチ、日曜大工）
・何事も積極的に取り組むことができる
・他者との交流を好む
・真面目だが頑固な一面あり

V．目標設定

【リハビリテーションの方針】

復職：職場までの移動手段を獲得し、電話応対や事務処理ができるようになる。

初期評価時	最終評価時
【最終目標】 ・日常生活上の会話を円滑に行える ・短文の書字が行える	【最終目標】 ・電話応対ができる ・短文でメモを取ることができる
【長期目標】 ・会話中の喚語困難の減少 ・長文の聴理解ができる ・単語の書字が行える	【長期目標】 ・会話時の理解困難や聞き返しが減少し、仕事以外の日常会話を円滑に行うことができる ・簡単なメモが取れる
【短期目標】 ・短文の聴理解が可能 ・高親密語の発話が安定する ・かな表記妥当性の高い単語の書字が行える	【短期目標】 ・長文の聴理解向上（構文や態の理解が可能） ・喚語困難の減少（低親密語での発話が安定） ・親密性の高い語の漢字書字が行える

> 施設によって入院期間が異なるので目標までの期間は異なります。細かい記載方法と内容は実習指導者に確認しましょう。
> なお、目標は達成の有無がわかるようにできる限り具体的に記載しておくと、効果判定がしやすく患者さんとの共通認識が持ちやすいです。

Ⅵ. 言語聴覚療法計画

	1週	2週	3週	4週
短文レベルでの聴理解課題	→→→→→→→→→→→→→→→			
長文レベルでの聴理解課題				→→→
高親密語を用いた語彙選択課題	→→→→→→→→→→→→→→→			
低親密語を用いた語彙選択課題				→→→
高親密語を用いた音韻選択課題	→→→→→→→→→→→→→→→			
低親密語を用いた音韻選択課題				→→→
動詞表出課題		→→→→→→→→→→		
文産生課題			→→→→→→→→→→	
高親密語を用いた漢字かな書字課題	→→→→→→→→→			
高親密語を用いた漢字書字課題			→→→→→→→→→→	
短文レベルでの書字課題				→→→
口腔構音器官運動　自主課題	→→→→→→→→→→			
注意機能課題（処理速度）	→→→→→→→→→→→→→→→			
注意機能課題（分配・処理速度）				→→→
家族指導（失語症、高次脳機能障害の説明と対応方法）	→→→→→→→→→→→→→→→→→→→→			

> 言語聴覚療法計画を記載する際は、課題の内容とレベルを細かく分けて書きます。実習指導者によってはグラフを用いて訓練経過も同時に記載する場合があります。記載方法は実習指導者に確認しましょう。

Ⅶ. 考察

　本症例は、左被殻出血を発症し右不全片麻痺、失語症、構音障害、注意障害を認めた50代の男性である。元々の生活はすべて自立し、自営で電気通信業を営んでおり主訴は早期の復職である。

　言語機能については、病巣が上縦束を含んだ左被殻出血であること、日常コミュニケーション場面や検査場面から病前に比べてすべてのモダリティーで言語機能が低下していることから失語症が認められる。失語症タイプは、理解に比べて表出が低下しており、発話時に喚語障害に伴う停滞が目立ち、たどたどしく非流暢な発話であることから運動性失語と考えられた。重症度は身の周りの簡単なやり取りが視覚情報を併用することで可能であることから中等度と判断した。高次脳機能に関しては、注意障害を認めており、注意の分配、言語焦点性注意、処理速度に低下がみられる。その他、軽度運動障害性構音障害も認める。本症例は主に失語症によって生じた活動制限により、家族や友人、部下との会話を円滑に行うことができない状況にある。

　本症例の主訴は「会話をしっかり行えるようになりたい」「仕事に戻りたい」である。一般的な予後予測から考えると、現段階では継続したリハビリテーションの実施と仕事内容や仕事量、勤務時間などの調整が必要であると思われる。

　本症例の主訴である「復職」を達成するためには、まず、部下や取引先との会話が円滑に行えること、電話応対やメモに必要な書字ができることが必要である。そこで最終目標を電話応対ができること、話を聴き短文でメモができることにした。長期目標として、会話時の理解困難や聞き返しが減少し、仕事以外の日常会話での会話を円滑に行うことができること、簡単な内容のメモができることにした。短期目標は長文の聴理解向上（構文や態の理解が可能）、喚語困難の減少（低親密語での発話が安定）、親密性の高い語の漢字書字が行えることにした。

　これらの目標達成を阻害する問題点として、言語機能では聴理解の低下、喚語困難や錯語などによる発話機能の低下、漢字と仮名書字機能の低下が挙げられる。また、注意機能では聴覚性注意の低下や注意の分配の低下、処理速度の低下などがある。その他、軽度の運動障害性構音障害に伴う発話明瞭度の低下などがある。

　これらの問題点に対しプログラムを立案しリハビリテーションを実施した。聴理解は、短文レベルから低下が見られていたが練習経過とともに改

> 今回の考察では
> 1. 症例紹介
> 2. 患者の障害像
> 　（機能障害と活動）
> 3. 予後予測と
> 　主訴の整合性の判断
> 4. 目標設定
> 5. 目標達成を阻害する
> 　問題点
> 6. プログラム立案と
> 　治療経過
> 7. 今後の方向性
> 8. 引用参考文献
> という構成になっています。

> 施設によって考察の構成が変わる場合があります。考察を書く際に実習指導者に確認しましょう。

善を認めた。練習は短文の直文・受動文・能動文などを重点的に行ったことから構文や態の改善が聴理解全体の改善をもたらしたと考えられる。

　発話は単語から句の長さに留まり、短文での発話は難しい状態であったが現在は日常で短文の表出もみられるようになってきている。この点に関して、発話症状の中心であった喚語困難や語性錯語の発生頻度が減少したことから、語彙選択課題での語彙抽出の改善に効果を認めたと考えられた。ただし、音韻性錯語が多く残存していることから音韻選択課題の継続が必要と考えられた。また、質的には名詞に比べ動詞の表出にも問題がみられていたが、動詞表出課題、文産生課題の経過とともに改善傾向にある。このことは、課題場面で高頻度語の動詞の表出や日常での動詞使用および短文レベルの発話増加が可能となった大きな要因であると考えられた。

　書字は、仕事でメモが必要である本例にとって、書字の再獲得はQOLの改善を意味すると考えられた。そのため、訓練開始当初より、他の課題で使用した単語を用いて書字課題を実施した。依然として漢字形態の想起困難を認めるが、全体的には改善傾向であり、一部短文レベルでの書字もみられるようになってきている。想起困難や錯書が口頭言語の経過に沿っていることや病巣が直接文字形態の想起に関わっていない部位であることから、今後も訓練効果が期待できる。実用化に向けて書字速度向上の練習も必要である。

　注意機能に対しては、聴覚性注意に対し短文レベルでの書き取り課題を実施した。注意の分配に対しては、聴覚系と書字系を用いた2重課題を実施した。処理速度については、計算課題を用い処理時間と誤答数をグラフ化した。改善の経過を視覚的にフィードバックすることで、本人の症状に対しての認識の向上、治療方法の理解、リハビリ意欲の維持に繋がったと考えた。

　構音運動面は、優先順位が低く、口腔構音器官運動を自主課題として提案し指導を行った。顔面神経麻痺、舌下神経麻痺が軽度であることや、内容を把握し訓練意欲が高かったことから口腔器官の巧緻性、構音の歪みの改善を認めたと考えられた。電話応対が必要な本症例にとって、さらなる改善が求められることが予想されるため、今後は症例の訴えを確認して練習内容の難易度調整など変更が必要と考えられた。

　今後の方針に関して、本症例におけるコミュニケーションの主たる問題は失語症である。本人の主訴と評価による問題点の優先順位が一致していることや自己の認識ができていること、意欲の高さから更なる改善が期待

される。今後、文の会話、メモに必要な書字を再獲得し、仕事を行っていくためにも継続した言語聴覚療法が必要であると考えた。

Ⅷ. 引用参考文献

> 考察では自分の考えを述べますが、自分一人だけの意見では、その考え方が正しいかどうかはわかりません。そこで書籍や文献を引用・参考にして、自分の考え方には根拠があるということを証明していきます。

◇引用参考文献の載せ方

引用文献は、本文中に引用した順番で記載します。雑誌と単行本では記載の方法が異なることに注意しましょう。

○雑誌（原著論文など）の場合
　著者名．表題．雑誌名．巻：引用ページ，発行年．
　例）臨床一郎．○○が△△に及ぼす影響．○○ジャーナル．1巻：25ページ，2016．

○単行本（教科書などの書籍）の場合
　著者名．表題．編者名，引用頁，発行所，発行地，発行年．
　例）臨床三郎．標準○○□□テキスト．臨床四郎，pp78-80，大塚出版，熊本，2014．

第2章 ▶ 実習へ行こう！

Step8 | もう悩まない！報告書の書き方

27 文献検索

　臨床実習で報告書を書く時には、文献を検索する技術が必要になります。多くの情報の中から、短時間で効率良く知識を得るために情報収集能力を高めていきましょう。

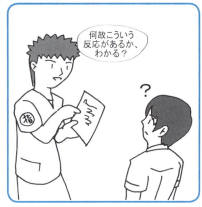
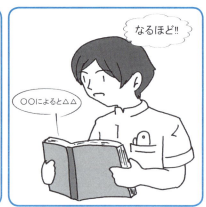
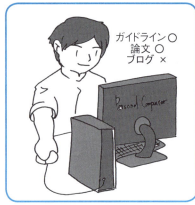
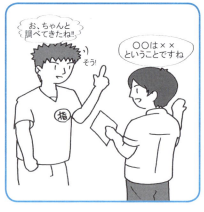

　文献の検索方法は、まず何を使用して検索するかがポイントです。昔は書籍を開き読むことが主でしたが、現在はインターネットで論文検索サイトを使用することが多くなりました。インターネットによる情報の検索は簡単な反面、情報量が多くなりますから、自分はどのような情報が欲しいのか明確にしておかないと、検索に時間がかかってしまうことになりますので注意して下さい。

◇**書籍**

　文献検索は書籍からの情報が基本です。基本的な内容は書籍から収集しましょう。最近では医学書の価格も下がり購入しやすくなっています。新人向けの内容からより専門的な内容のものまで幅広く扱っているので事前に中身を確認してから購入すると良いでしょう。書籍には引用文献が記載されているので、引用文献から欲しい情報を見つける孫引き検索も有効な検索方法です。

　下記に実習の際に役立つ内容の本を少しですがご紹介します。

PT：・脳卒中理学療法の理論と技術　第 2 版　MEDICAL VIEW 2016
　　・運動療法学―障害別アプローチの理論と実際　第 2 版 文光堂　2014
　　・動作分析　臨床活用講座―バイオメカニクスに基づく臨床推論の実践　MEDICAL VIEW 2013
OT：・リハビリテーションの不思議―聞こえてくる高齢者の＜こえ＞　青海社　2006
　　・疾患別　作業療法における上肢機能アプローチ　三輪書店　2012
　　・神経診察クローズアップ正しい病巣診断のコツ 改定第 2 版　MEDICAL VIEW 2015
ST：・言語聴覚士のための摂食嚥下リハビリテーション Q＆A―臨床がわかる 50 のヒント 協同医書出版社　2016
　　・失語症 Q＆A 検査結果のみかたとリハビリテーション　新興医学出版社　2013
　　・高次脳機能障害ポケットマニュアル　第 3 版　医歯薬出版株式会社　2015

◇**ガイドライン**

　ガイドラインは疾患ごとの治療実績や，学会での研究結果を収集・分析し、作成された診療の目安です。エビデンスに基づいて作成しているので、あらかじめ確認しておくと予後予測や治療の指標とすることができます。治療を実施する前にガイドラインの有無を知っておくことで、根拠を持ったプログラムの立案やリスク管理に役立ちます。

ガイドライン	学会	URL
理学療法診療ガイドライン	日本理学療法士学会	http://jspt.japanpt.or.jp
脳卒中治療ガイドライン	日本脳卒中学会	http://www.jsts.gr.jp
高血圧治療ガイドライン	日本高血圧学会	http://www.jpnsh.jp/

表 1：ガイドラインの一例

◇**インターネット（論文検索サイト）**

　論文検索サイトには無料のものと有料のものがあります。無料のものは閲覧できる文献数が限られています。有料のものは最新論文も閲覧することができ、非常に効率良く情報を集めることができます。下記に代表的な文献検索サイトを載せています。それぞれのサイトで検索結果が異なるので、複数のサイトで検索すると自分の欲しい情報が見つかるかもしれません。

サイト名　URL	概要	費用
J-STAGE https://www.jstage.jst.go.jp	国内の学協会の学会誌、論文誌の全文を PDF で閲覧することができます。	無料
CiNii（サイニィ） http://ci.nii.ac.jp	紙媒体・電子媒体問わずに学術論文や図書・雑誌などを検索でき J-stage や医中誌などの外部のサイトも検索結果として表示されます。Cinii オープンアクセスと表示されるものは無料で閲覧できます。	無料 一部 有料
Google Scholar （グーグルスカラー） https://scholar.google.co.jp/	Google が提供する論文検索サービス。インターネット上で閲覧できる論文を Google よりも効率良く調べることができます。	無料
メディカルオンライン http://www.medicalonline.jp	国内の医学系協会誌・論文誌を収録し全文の閲覧ができます。各養成校で法人契約している場合も多いので確認してみましょう。	有料
医中誌 http://search.jamas.or.jp	医学系論文の検索サービスです。教育機関や企業などの法人向けにサービス提供を行っています。	有料

表２：論文検索サイト

　文献での情報収集は非常に重要です。しかし文献の内容が、必ずしもあなたの目の前にいる患者さんに当てはまるとは限りません。情報に振り回されず目の前の患者さんの状態をしっかり診て、考えることを忘れないで下さいね。

◯ Google Scholar の使い方

検索方法	入力例	入力の方法	検索結果
AND 検索	臨床実習 検査	キーワード間にスペースを入れる	すべて含むものを検索
フレーズ検索	"臨床実習の検査"	キーワードを " " で囲む	囲まれたまとまりでの検索
OR 検索	臨床実習 OR 検査	キーワード間を OR でつなぐ	いずれかを含むものを検索
NOT 検索	臨床実習 − 検査	キーワードの後ろにマイナス記号と除外したい言葉を入れる	マイナス記号の後ろの文字を除外する
著者検索	著者：◯◯太郎	著者：を頭につける	著者を検索する。フルネームよりイニシャルの方が広く検索できる
タイトル検索	intitle: 臨床実習	intitle: を頭につける	タイトルを検索する

表３：Google Scholar の検索方法
※記号は小文字、OR は大文字。NOT 検索や著者、タイトル検索ではスペースを空けない。

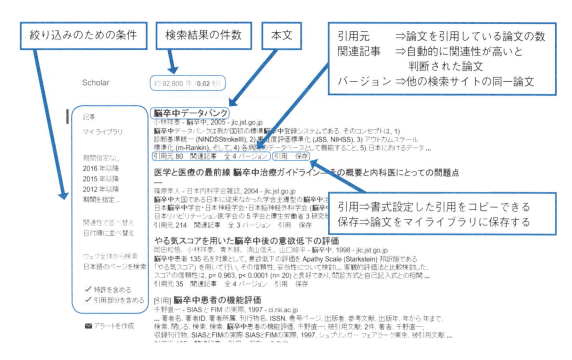

図：Google Scholar の検索結果の見方

　検索条件については、はじめに広いテーマで検索し、その後徐々に絞っていくと検索結果の漏れが少なくなります。検索結果から引用元や関連記事なども利用するとより広い情報を得られるのでお勧めです。

> **チェックポイント**
> - 検索する前にどういう情報が欲しいのか明確にしましょう
> - 検索した情報は根拠があるか、また目の前の患者さんに応用ができるか判断しましょう

　心配で文献をたくさん印刷したが、印刷するだけで満足してしまい読まなかった（29 歳 PT）

column11　明日やろうは…

　実習中、週末になると「明日は休みだから」と遊びに出たりすることがよくあった。しかし決まって、その休みの日にやる作業は効率が非常に悪くなるのだ。平日の研ぎ澄まされた感覚のまま作業を行うとスムーズに進むのだが、休日に持ち越すとなまじ時間があるから集中が途切れ、しまいには部屋の片付けを始めてしまう。この悪い癖は卒業し就職してからも続いていた。そんな時ふとこんな言葉を聞いた。

　「明日やろうは、ばかやろう」

　乱暴な物言いだが私にとっては実に的を射ていた。それからというもの、本当にこの作業は明日に持ち越さなければならないのか自分自身に問うようになった。すると実際に持ち越す作業は減り、それにかかる時間も短くなった。そして休日も残った作業のことを考えずに済むので、よりリラックスして過ごすことができるようになった。つまり今まで犠牲にしていた明日の時間を取り戻すことができたのだ。

　あなたもいろいろな作業を後回しにしたくなった時には、この言葉を思い出してみてはどうだろうか？

（明日のジョー）

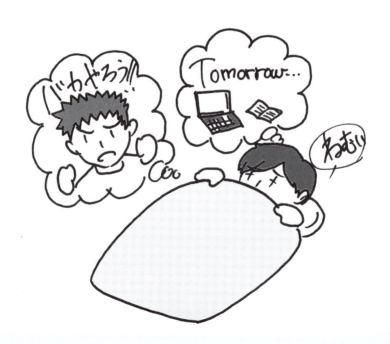

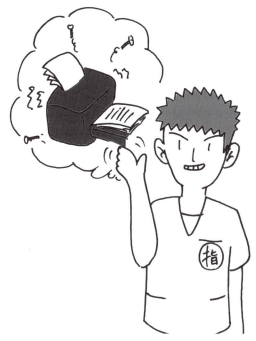

column12　プリンターは壊れない！

　実習の中で、課題やレポートを課すことがあり、当然、そこには提出期限というものが出てくる。学生として提出期限は守らなければいけない重要な約束事であるが、提出期限に提出できなかった学生も多々いる。ほとんどの学生が提出できなかった場合に言い訳をする。今回はその中で、印象に残っているものを紹介したい。一番多いのは「途中で眠ってしまいました！」「終わりませんでした！」という正直告白編。次に多いのが、「途中、頭が痛くなりました！」という体調不良編。これらがダントツで多い。番外編として「親の具合が悪くなりまして、看病していました」「昨日は法事でした！」というのもあった。その中でも特に思い出に残っているのが同じ理由を3回連続で使用した強者学生である。
　「プリンターが壊れました！」
　毎回、1日遅れで課題を提出していたのでそんなに都合よくプリンターが壊れたり直ったりするはずはないと思うのだが…。
　さすがに、3回目にその理由を使われた時には、
　「君のプリンターはご主人想いじゃの〜」と言ってニヤリとしてしまった。

（中年セラピスト）

第2章のまとめ

- ☐ 自分が行く実習先の特徴を理解できている
- ☐ 臨床実習に相応しい服装を準備できている
- ☐ 挨拶ができて、言葉遣いに配慮ができている
- ☐ 笑顔を心掛け、臨床実習に相応しい立ち居振る舞いができている
- ☐ 患者さん、実習先の先生、実習生同士の関わり方を理解できている
- ☐ SNS使用に関する一般的な社会倫理を理解できている
- ☐ 臨床実習に臨むにあたり体調管理ができている
- ☐ 臨床実習中のハラスメント対策を理解できている
- ☐ 臨床実習で失敗した際に、その対応方法を理解できている
- ☐ デイリーノートの書き方、報告書の書き方を理解できている

アドバイス&お役立ち情報

- → 自分が想像している以上に気持ちは表情に出ています。たまに鏡で確認しましょう
- → 立ち居振る舞いは、数年先に自分ならどうするかという視点を持って行いましょう
- → パーソナルスペースを踏まえて普段から他者との距離感を考えてみましょう
- → 一人で悩むより実習生同士や養成校の先生に相談しましょう
- → 休日は外出して買い物や観光をしてみよう。患者さんとの話のネタが増えるかも
- → 失敗した原因やもらったアドバイスをメモしておきましょう
- → 質問はあらかじめ要点をまとめてから簡潔に聞こう
- → 見学は自分で一日のテーマを決めておくと視点が定まり後でまとめやすいです
- → 実習指導者への質問や希望をノートに書いて伝えてみよう

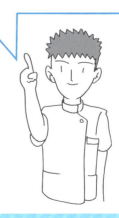

第3章

実習は終わった？

Step1 | 今出せ！すぐ出せ！お礼状

Step2 | 報告会までが実習だ！

第3章 ▶ 実習は終わった？

Step1 | 今出せ！すぐ出せ！お礼状

さて、実習も終わりました。さっそくお礼状を出しましょう。何をどのように書けば良いのでしょうか？ 期日や封書、便箋の種類、書き方などを確認しましょう。

28 お礼状の書き方

臨床実習が終わったら、お世話になった実習指導者、病院スタッフの方々にお礼状を出しましょう。お世話になった方へお礼を述べる、社会人として基本的なマナーです。

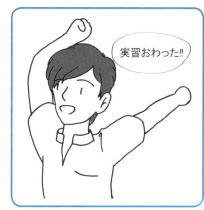
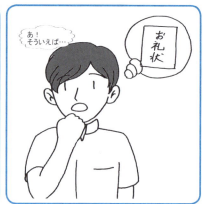
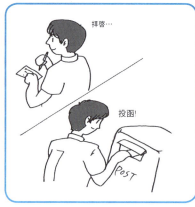
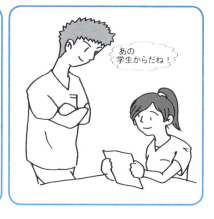

お礼状は実習が終わって最低1週間以内に投函してください。可能であれば実習終了後、翌日が望ましいでしょう。なお封筒は白地のものが原則です。便箋も同様です。茶色や柄物は避けましょう。

お礼状を出すときのマナーですが、まず手書きが一般的です。よく実習生が「前略」

で書き始めていますが、実習のお礼状としてはふさわしくないので「拝啓」から書き始めましょう。また、尊敬語、丁寧語を適切に使い分けましょう。最後に必ず必要なこととして、封をする前に宛名の確認を必ずしておいてください。

◇お礼状を書く前に

お礼状を書く際、「実習指導者のフルネームが分からない！」なんてことがないように実習指導者のフルネームを実習終了前に必ず確認しておきましょう。

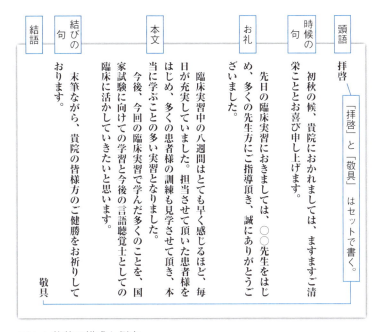

図：お礼状の構成と例文

◇例文

何を書けば良いかわからない人は、インターネットで「臨床実習　お礼状」と検索してみてください。たくさんの例文が出てきます。

> **チェックポイント**
>
> ☞ お礼状の書き方は理解できましたか？
> ☞ お礼状の構成は理解できましたか？

 実習指導者にお礼状を出していたので研修会でばったり会った時でも声をかけやすかった（32歳 ST）

Step2 | 報告会までが実習だ！

実習終了後に学内で報告会を行う養成校があります。実習が終わっても気を抜かずに報告会への準備をしていきましょう。

29 スライドの見せ方

報告会ではスライドを使用しながら発表を行うことがあります。就職後も使うことがありますので、スライドの見せ方の基本をここで学んでおきましょう。

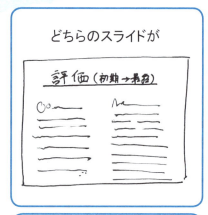
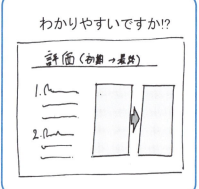
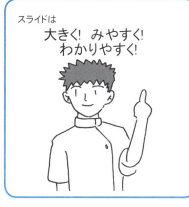
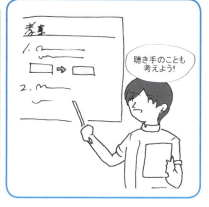

スライドを見やすくするには「何を伝えるか」ではなく「何を伝えないか」を決めることが重要です。伝えたいメッセージと関係ないところはどんどん省いていきましょう。

スライドを作る前にまずはノートに構成を書き、その構成をもとにスライドを作ります。はじめは面倒に感じますが、慣れると構成を作る方が早く進みます。まず全体の流れを作ってから詳細を決めていきましょう。

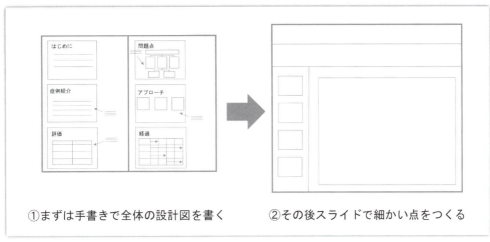

図：設計図とスライド

その他のポイントを以下に示します。
・文字はできるだけ大きく（28point 以上が理想）そして少なく
・一つのスライドに伝えるメッセージは基本的に一つ
・色使いはシンプルに、注目して欲しい点のみ色を変える
・なるべく文字ではなく、図やグラフなど視覚的に見やすくする
・スライドは大きなカンニングペーパーではない、スライドを棒読みするのは厳禁！

　細かいテクニックは他にもたくさんありますが、大事なことは伝えたいことが届くかどうかです。時間をかけすぎず、シンプルに作成することを心掛けて下さい。

> **チェックポイント**
> ☛ 発表全体の流れを把握してからスライドを作っていますか？
> ☛ スライドは視覚的に理解しやすいですか？

● スライド作成に時間をかけすぎて発表の練習ができずに失敗した（29歳 PT）

PTのプレゼンテーションの例

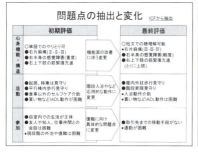

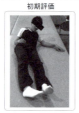
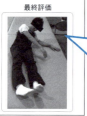

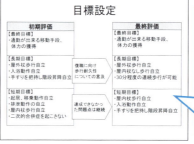

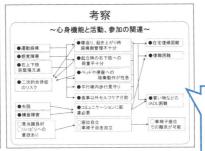

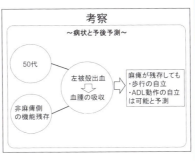

プログラムと経過を表で示しています。また心身機能や活動、参加のつながりなどは関連図で記載し、視覚的に理解しやすいようにしています。
文字ではなく図を見せながら口頭で解説していくので、発表の練習をして読む順番や説明するポイントを把握しておいた方が良いでしょう。

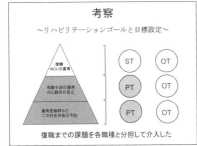

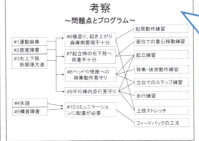

目標設定ではリハビリテーションゴールに向けて各職種で関わるポイントを分担したことを図で表しています。また問題点とプログラムは関連図でつながりを示しています。

Step 2 報告会までが実習だ！

29. スライドの見せ方

OTのプレゼンテーションの例

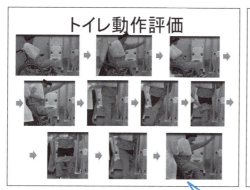

症例紹介は簡潔にし、必要なところのみ記載しましょう。

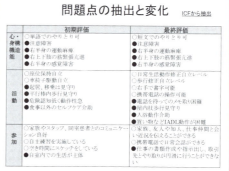

姿勢や動作は写真や動画があるとわかりやすい。ただし個人情報になるため、情報の扱いは実習指導者に確認を必ず得ること。

目標設定

【最終目標】
・職場での電話対応とメモができる
・日曜大工を外で行える

【長期目標】
・トイレ動作が補助具使用にて安全に行える
・更衣動作が補助具使用にて安全に行える
・携帯電話の操作ができる

【短期目標】
・動的座位保持ができ、上着を着ることができる
・動的立位保持ができ、トイレでのズボンの上げ下ろしができる
・右手の操作性の向上にて物品を把持することができる

作業療法計画

初期評価	最終評価
1. 運動麻痺機能回復練習	1. 物品把持での歩行練習
2. トイレ動作練習	2. 日曜大工練習
3. 更衣動作練習	3. 電話対応・メモの練習
4. 携帯電話操作練習	4. 家族・職場のスタッフへの指導
5. 物品把持での歩行練習	
6. 家族指導	

訓練経過

	1週	2週	3週	4週
運動麻痺機能回復訓練	→→→→→→→→→→→→→→→
トイレ動作練習	→→→→→→→			
携帯電話操作練習	→→→→→→→→→→→			
物品把持での歩行練習			→→→→→→→	

プログラムと経過をわかりやすいように表で示している。

考察

今までの生活
仕事、スケッチ、日曜大工

被殻出血

現状
トイレ動作介助　更衣動作介助
運動麻痺　バランス低下　注意機能低下

症例の想い
「仕事がしたい」
「しっかり話が出来るようになりたい」

現状と想いとのギャップが大きい！

考察は伝えたいことを端的にまとめましょう。

考察

目標
緊急度と重要度の高いトイレ動作と更衣動作の獲得

アプローチ
作業療法で練習した手順を他職種と家族へ伝達

結果
早期の日常生活動作の獲得

今後
復職に向けた練習

作業の遂行分析を行い、アプローチを行った。
症例・家族・多職種と目標・アプローチを共有することで動作手順の誤りも減少した。

まとめ

・左被殻出血を発症し運動麻痺の影響から日常生活動作に支障を来した症例の作業療法を経験した。
・復職を目標に評価、問題点の抽出、目標設定、プログラムの立案を行った。
・トイレ動作、更衣動作は病棟スタッフと連携をすることで動作の早期獲得が図れた。

最後にまとめで伝えたかったことをおさらいしましょう。

STのプレゼンテーションの例

被殻出血により皮質下性失語を呈した症例

言語聴覚療法学専攻
○○　△△

はじめに

今回、左被殻出血を発症した症例の言語聴覚療法の評価、問題点抽出、目標設定、プログラム立案ならびに、プログラムを実施する機会を得たのでここに報告する。

> このプレゼンテーションの構成は、
> 1. はじめに
> 2. 症例紹介
> 3. 評価結果
> 4. 問題点
> 5. 目標設定
> 6. 言語聴覚療法計画
> 7. 訓練経過
> 8. 考察
> 9. まとめ
>
> です。構成は養成校によって異なると思いますので、先生に確認してみましょう。

症例

【年齢】50歳代　【性別】男性
【診断名】脳出血（左被殻）　平成X年X月X日に発症。
【障害名】右不全片麻痺、失語症、運動障害性構音障害
　　　　　注意障害
【主訴】「しっかり話が出来るようになりたい」
　　　　「仕事に戻りたい」
【職業歴】小規模の会社を経営. 電気通信事業請負の仕事
【家族構成】妻、長男、長女、次男との5人暮らし
【リハビリテーションゴール】
復職：職場までの移動手段を獲得し、電話対応や事務処理ができるようになる

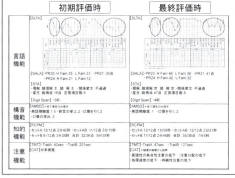

問題点の変化
*ICFから抜粋

初期評価時

心身機能・構造
- 短文の困難
- 喚語困難（頻発）
- 語性錯語、音韻性錯語
- 単語の書字困難
- 構音障害（発話明瞭度2）
- 注意機能低下
- 計算困難

活動
- 長い話は理解できない
- 話す内容が複雑になると停滞
- メモができない
- 買い物ができない

参加
- 友人や仕事仲間との会話は困難
- 現段階での復職は困難

機能レベルの改善に伴う変化 →

実生活を見据えた問題点へ変化 →

最終評価時

心身機能・構造
- 複雑内容の理解は困難
- 喚語困難（時折見られる）
- 短文の書字は困難
- 構音障害（発話明瞭度1）
- 注意機能低下

活動
- 仕事等の会話は正確に理解できない
- 仕事等の会話では会話が停滞する
- 職場の電話に対応できない
- 伝言など文のメモが取れない

参加
- 取引先と円滑なやり取りが困難
- 仕事の書類作成ができない

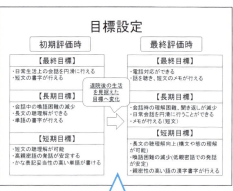

> 今回は、初期評価時と最終評価時を記載しています。2期の項目を並列で書くときは、どのように変化をしたのかがわかるように書くと良いでしょう。

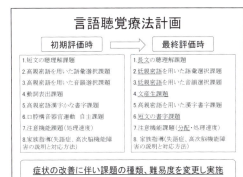
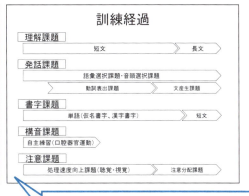

> 文字ばかりではなく、表や図を用いながらスライドを構成すると、プレゼンテーションを聞く側の人は理解しやすくなります。

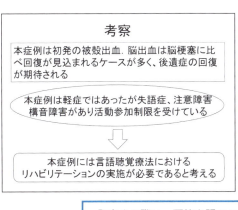
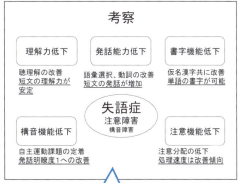

> 発表する際は、可能な限りスライドに書いてあることを話すようにしましょう。スライドに書いていないことを多く話すと、聞き手はどこを見ればよいのかわからなくなります。

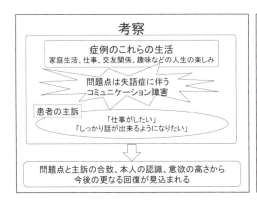

まとめ

- 左被殻出血を発症し失語症を呈した症例の言語聴覚療法を経験した。
- 本症例のバックグラウンドである生活状況を考慮しながら、評価、問題点の抽出、目標設定、プログラムの立案を行った。
- 機能面の評価、分析だけではなく、活動面、参加面を考慮した言語聴覚療法の実施が重要であると学んだ。

第3章 ▶ 実習は終わった？

Step2 | 報告会までが実習だ！

30 発表のコツ

せっかく良い内容でも発表がわかりにくいと、なかなか相手には伝わりません。ここでは相手に伝わる発表をするためのコツをお伝えします。

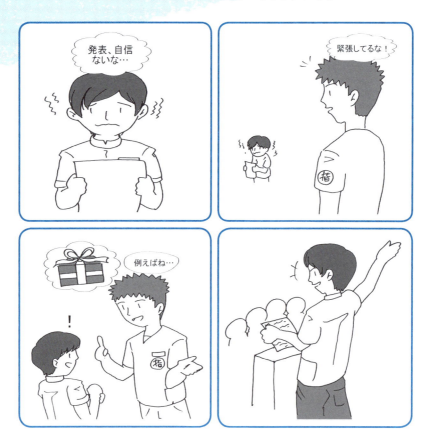

　人前で発表することを苦手と思っている人は多いのではないでしょうか。上手に発表するには特別な技術や才能が必要だと思っている人もいるかもしれません。たしかに人前で発表するにはテクニックが必要であり、これらを学ぶことはスキルアップにつながります。しかし、それ以前におさえておくべき二つのコツがあります。

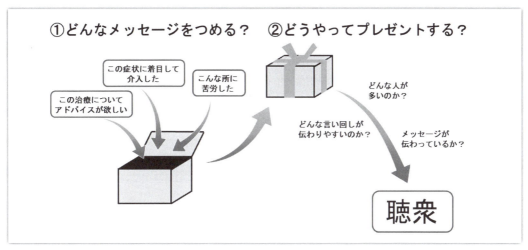

図：発表のコツ

　一つめのコツは「一番伝えたいメッセージを決めること」です。発表ではメッセージに関連のないことは最低限に留め、逆に焦点を当てたいことについては多くの時間を使って説明をします。そうすることで自分のメッセージが聴衆に伝わり、質疑応答でもメッセージに関連した議論になることが期待できます。

　二つめのコツは「発表をプレゼントする気持ちで行うこと」です。聴衆はどんな人で、どういう言い回しが伝わりやすいのか、メッセージがきちんと伝わっているのかを考えてみましょう。そうすると、失敗したらどうしようという内向きの気持ちから、聴衆のことを考える外向きの気持ちに変わってきます。外向きの気持ちになると自然と緊張も和らぎ周りを見る余裕もできてきます。

　この二つの手法は有効ですが、最も大事なのは発表の練習です。原稿を見なくても大まかな内容を説明できるように練習して発表に臨むことが大切です。

チェックポイント

- 伝えたいメッセージを決めていますか？
- 聴衆に合わせた発表になっていますか？

相手にプレゼントする気持ちを持つことで発表が楽になった（29歳 PT）

column13　患者さんからの一言

　実習最終日、2ヵ月間担当した患者さんから「ありがとう、これからもたくさんの患者さんを元気にしてあげてね」と言葉をもらった。実習を終えた安堵感や患者さんから感謝された充実感を覚えた。

　実習当初、緊張する私に対して「どうぞ勉強してください、失敗してもいいから」と快く症例を引き受けてくれた優しいAさん。たどたどしい私に対し、嫌な顔一つせずにリハビリに取り組んでくれていた。振り返れば、障害を負って不安な入院生活を送っているのにもかかわらず、励まされて元気をもらっていたのは自分のほうかもしれないと思った。

　貴重なリハビリの時間を実習生の自分に預けて下さったAさんに対して、どれほど自分が役にたてたのだろう、どれだけ寄り添えたのだろうと考えさせられた。

　セラピストとして医療現場で働く今、患者さんからの「ありがとう」という一言が初心を思い出させてくれる。少しでも元気になってもらえるよう、今自分にできる最大限の力で向き合おうと。

（浪速のST）

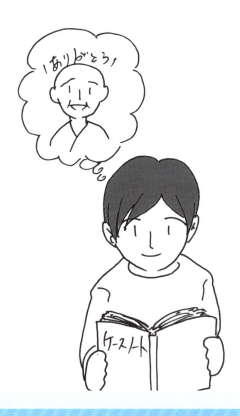

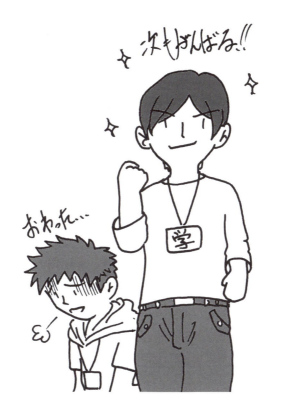

column14　燃え尽き症候群

　燃え尽き症候群という言葉を聞いたことがあるだろうか。日本では何かをやり遂げた後の達成感から次の目標への努力ができなくなる状態を指す言葉として使われていることが多い。実は、私もその一人だった。大きな課題をクリアした後には必ずと言っていいほど、燃え尽きてしまい、ガス欠状態になっていた。

　普段から目標に向かって行動している人にはほど遠い話に感じるかもしれないが、ガス欠状態になってしまう人は周りにも多いと思う。学校では課題が多く降りかかってくる。その一つに臨床実習もあげられるだろう。頑張ったことがすぐには報われないこともあると思うが、振り返りをしながらしっかりと前を向き進んでほしいと思う。私も皆さんと同じ「セラピストへの道」をたどってきた。国家試験をクリアし、セラピストとして臨床の舞台に立った後でもより良いリハビリテーションが提供できるように努力し続けていこう。

（ふとっちょPT）

第3章のまとめ

- ☐ お礼状の書き方を理解できた
- ☐ お礼状を最低1週間以内に投函した
- ☐ スライドを作る前にノートに構成を書き全体の流れが把握できた
- ☐ スライドは視覚的に理解しやすい作りにできた
- ☐ スライドは時間をかけ過ぎずシンプルなものにできた
- ☐ 発表で伝えたいメッセージを決めることができた
- ☐ 発表は聴衆に伝わりやすいように配慮できた
- ☐ 発表の練習を繰り返し行った

アドバイス&お役立ち情報

- → もしお礼状を出し遅れたらお詫びの文章を「お礼」の箇所に書き加えましょう
- → お礼状は、はがきよりも封書の方がもらった時に喜ばれます
- → 発表ではスライドを読むのではなく、自分用の発表原稿をつくっておきましょう
- → スライドは文字を図や表、絵など視覚的なものに変更すると見やすくなります
- → 発表原稿は1分250〜300文字を目安にしてつくりましょう
- → 発表前にプレゼンテーション関連書籍をみると参考になります

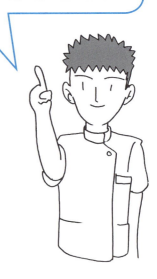

第4章

実習を糧にしよう

Step 1 | 経験を今後に活かそう

第 4 章 ▶ 実習を糧にしよう

Step 1 | 経験を今後に活かそう

臨床実習で得た経験をあなたはどのように活かしますか？ 経験を今後に活かしていくための方法を紹介します。

31 情報を共有しよう

実習で得られる情報量はとても多いもので、忙しい実習期間中にはすべて消化できるものではないと思います。まずは、担当した患者さんについてしっかり再考し、見学で学んだこと、わからなかったことを調べて、ファイリングしましょう。

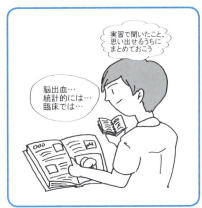

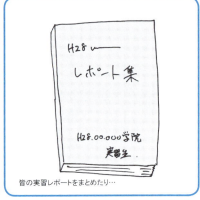

皆の実習レポートをまとめたり…

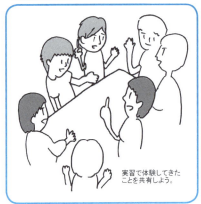

実習で体験してきたことを共有しよう。

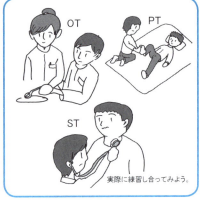

実際に練習し合ってみよう。

次に自分の中で実習のまとめができたならばクラスメートと情報共有を行いましょう。学内での症例発表は一つの情報共有の手段ですが、発表では伝えることができない情報がたくさんあると思います。その他の方法として、一つは学年単位でファイルを作って、個人のまとめを出し合い、みんなが見られるようにすることです。他にも、実技の練習を通して友達同士で教えあうことや、実習先の特色をまとめて、後輩への資料にすることも良い手段だと思います。

情報共有で大事なことは、できるだけ実習が終わって間もない時期に行うということです。実習指導者から教えてもらったことは、実習が終わったらすぐに理解するように心掛けましょう。

対象	手段
クラス	・クラスメートのレポートや文献をファイルにまとめる ・実技の練習を学生同士で行う
後輩	・実習指導者や指導の内容、実習先の特色をまとめる

表：情報共有の手段

チェックポイント

☞ 情報共有する手段や目的について理解できましたか？
☞ 情報共有をする時期について理解できていますか？

情報を共有することで様々な人の考え方を知ることができ、自分の考える視野が広がり、良い刺激を受けた（26歳 ST）

第4章 ▶ 実習を糧にしよう

Step1 経験を今後に活かそう

32 定期的に連絡をとろう

　実習指導者とは実習中、指導者と学生という立場になりますが、国家試験に受かれば、同じセラピストとして働くことになります。実習指導者からみても、自分が担当した学生がどのように過ごしているのか気になるものです。可能な限りこまめに連絡をとった方が良いと思います。では、いつ連絡を取るのがよいでしょうか。

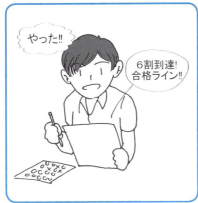

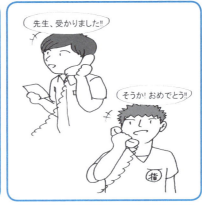

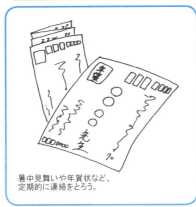

暑中見舞いや年賀状など、定期的に連絡をとろう。

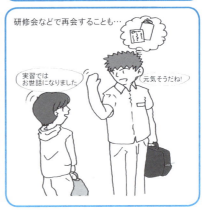

就職の内定時 → 国家試験後 → 養成校卒業時 → 毎年の年賀状

図：連絡を取るタイミング

図では時系列から考えて、自分の進退に関わるイベントをいくつか挙げています。就職先は早ければ夏ごろから決まる人もいます。就職の内定や国家試験後など、連絡するタイミングは様々かと思いますが、せめて卒業の際には必ず連絡をしましょう。

働き出してからは、忙しく連絡をとることが難しい人もいるかもしれません。しかし、毎年年賀状を送るなど、個人的な付き合いを長く続けていくことは今後のあなたの人生に広がりを与えてくれると思います。また実習指導者としても、連絡をもらい近況を報告してくれることは、とてもうれしいことだと思います。

学校を卒業した後も学会や研修会などで、実習指導者とお会いすることもあります。その際は自ら積極的に近況を報告していきましょう。

忙しい中でも指導をしてくださった実習指導者に対して、感謝の意をもって連絡を取り、良い関係を続けていきたいものです。

> **チェックポイント**
>
> 👉 実習指導者との連絡をとる時期やツールについて理解できましたか？
>
> 👉 実習指導者へ定期的に連絡する内容を理解していますか？

同時期に実習に来ていた他校の実習生とは就職しても連絡を取り合っている（25歳PT）

第4章 ▶ 実習を糧にしよう

Step1 | 経験を今後に活かそう

33 就職先を決めよう

　臨床実習が終わる頃には、国家試験の学習と就職先の検討を並行して進めていく必要があります。自分の夢が叶うまであと一歩です。しっかりと準備を進めていきましょう。

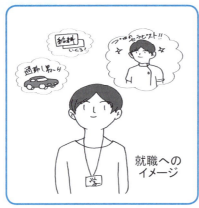
就職へのイメージ

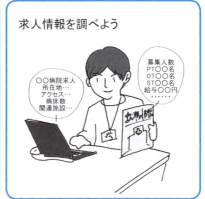
求人情報を調べよう

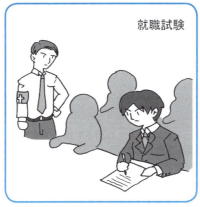
就職試験

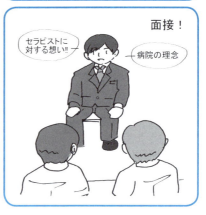
面接！

　臨床実習を終える頃には、自分の就職先を決めていかなければいけません。領域や分野、給与面、地元にするのかなど検討すべきことは多々あります。しっかりと細かく検討していきましょう。就職先を決める際に一番大事なことは、病院の理念です。理念はものごとの最も基本となり、その施設の目標が表されています。自分の働くイメージと病院の理念とが合っているか確認することが大事です。

実際に就職先を決めていくときには、ある程度流れが決まっています。各学校や施設によっても変わる部分もありますが、参考にして下さい。

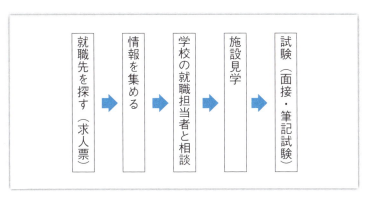

図：就職への道のり

　まず、就職先から求人票が各学校に送られてきます。希望していても、その施設から求人が出されていなければ、就職試験を受けることができませんので注意が必要です。次に、ホームページやパンフレット、資料を用いて就職先の情報を集め、そのうえで実際に見学に行ってみましょう。施設やスタッフの雰囲気を実際に見てみることはあなたの就職先選びの大きなポイントになると思います。見学したい施設が決まったら学校の先生や就職担当者に相談しましょう。

　ここで注意してほしいことは、就職先はあなたが見学に来た時や履歴書が送られてきたときから職場に相応しい人物かをしっかり確認しているということです。身だしなみ、挨拶、履歴書の送り方等、丁寧に準備をするようにしましょう。また、実習先に就職したいと思う人も少なくありません。患者さんに対する姿勢、社会人としての姿勢をいつも見られていると思って行動しましょう。

> **チェックポイント**
>
> ☛ 就職先の理念は自分が働くイメージと合っていますか？
> ☛ 筆記試験や面接試験の対策はできていますか？

● 見学した時の職場の雰囲気が良くて今の職場に決めた（29歳 OT）
● 就職後にやりたいことを決めておくことで自信を持って面談に臨めた（30歳 PT）

第4章のまとめ

- ☐ 実習で学んだことを自分でまとめることができた
- ☐ 同級生と知識や技術の共有ができた
- ☐ 国家試験の合否を実習指導者にも報告した
- ☐ 手紙や年賀状などで実習指導者の先生と連絡を取った
- ☐ 就職先の施設の理念や特色を理解できた
- ☐ 筆記試験や面接試験の対策ができた
- ☐ 就職してからやりたいことを周囲の人に説明できた

アドバイス＆お役立ち情報

→ SNSで実習先の指導者と繋がると新たな出会いが広がることも、でもSNSの使用法はくれぐれも注意！
→ 就職活動での情報はいろいろなところから集めよう！
→ 採用試験は見学のときから始まっている！
→ 職場は学校ではないので就職の動機で「勉強できそうだから」というのは避けよう
→ 面談では就職先で自分がどんなことができるかを伝えることが重要です

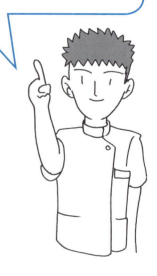

実習で使える用語集

略語	正式名称	意味
ADL	Activities of Daily Living	日常生活動作
AF	Atrial Fibrillation	心房細動
AMSD	Assessment of Motor Speech for Dysarthria	標準ディサースリア（構音障害）検査
BI	Barthel Index	できるADLの評価
BMI	Body Mass Index	体格指数、栄養指標
CAT	Clinical Assessment for attention	標準注意検査
CE	Clinical Engineer	臨床工学技士
CKD	Chronic Kidney Disease	慢性腎不全
CM	Care Manager	ケアマネジャー
CRP	C-Reactive Protein	炎症反応
CT	Conperted Tomography	コンピューター断層撮影法
CTR	Cardio Thoracic Ratio	心胸比（心胸郭比）
Cut-off		検査の陽性、陰性を分ける値のこと
CW	Care Worker	ケアワーカー
DM	Diabetes Mellitus	糖尿病
DVT	Deep Venous (Vein) Thrombosis	深部静脈血栓症
ECG	Electrocardiogram	心電図
EF（LVEF）	Ejection Fraction（Left Ventricular Ejection Fraction）	左室駆出率
FIM	Functional Independence Measure	しているADLの評価
GMT	Gross Muscle Test	粗大筋力テスト
HDS-R	Hasegawa Dementia Rating Scale-Revised	改訂　長谷川式簡易知能評価スケール
IADL	Instrumental Activities of Daily Living	手段的日常生活動作
ICF	International Classification of Functioning, Disability and Health	国際生活機能分類
ICIDH	International Classification of Impairments, Disabilities, and Handicaps	国際障害分類
MMSE	Mini Mental State Examination	ミニメンタルステート検査
MMT	Manual Muscle Test	徒手筋力テスト
MRA	Magnetic Resonance Angiography	磁気共鳴血管造影
MRI	Magnetic Resonance Image	磁気共鳴画像
MSW	Medical Social Woker	医療ソーシャルワーカー
NST	Nutrition Support Team	栄養サポートチーム
PO	Prosthetist and Orthotist	義肢装具士
QOL	Quality of Life	生活の質
RBC	Red Blood Cell	赤血球数
ROM	Range of Motion	関節可動域
SLTA	Standard Language Test of Aphasia	標準失語症検査
VE	VideoEndoscopic examination of swallowing	嚥下内視鏡検査　嚥下機能の評価
VF	VideoFluoroscopic examination of swallowing	嚥下造影検査　嚥下機能の評価
WBC	White Blood Cell	白血球数
X-p	X-ray Photograph	レントゲン撮影

実習に持っていくモノ、チェックリスト

■ 実習前

- ☐ パソコン
- ☐ USB
- ☐ プリンター
- ☐ プリンターインク
- ☐ A4 用紙
- ☐ 評価用紙類
- ☐ 教科書類
- ☐ 文房具
  （はさみ・パンチ・ホッチキス・セロハンテープ・のり・ファイル等）
- ☐ スーツ一式
- ☐ リュック　バッグ類
- ☐ 寝具

■ 実習当日

- ☐ 実習の手引き
- ☐ 実習着
- ☐ 靴下
- ☐ 運動靴
- ☐ メモ帳
- ☐ 筆記用具
- ☐ 印鑑
- ☐ 角度計　メジャー　打腱器
- ☐ ストップウォッチ　時計
- ☐ 聴診器
- ☐ 歯磨きセット

■ 番外編（あったらうれしい）

- ☐ 洗濯関連用品
- ☐ トイレ用品
- ☐ 電化製品類（事前に宿泊施設の情報をチェックしよう！）
- ☐ 掃除用具類
- ☐ キッチン用品類
- ☐ 延長コード
- ☐ LANケーブル（Wi-Fiルーター）
- ☐ 目覚まし時計
- ☐ 常備薬
- ☐ スリッパ、サンダル
- ☐ 傘、雨具
- ☐ 防災グッズ

■ 調べておこう！

- ☐ 実習地の周辺施設情報
- ☐ 実習施設までの経路　所要時間
- ☐ 公共交通機関情報

※実習施設によって必要な物や不要な物がありますので、参考までに活用して下さい。

著者より

○松本　明人（まつもと・あきひと）
　医療法人弘仁会　熊本総合医療リハビリテーション学院
　作業療法学科

教員になって学生と関わる機会が増え、感じることがあります。学生は「教える」だけでは成長しません。「育てる」ことではじめて一人前の療法士になります。養成校と臨床実習施設と学生の三者が臨床実習のことを真剣に考える時代が来ています。志と情熱を持った教育者が、次世代の療法士を「教え」「育てる」。この本がその一助になってくれることを望みます。

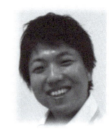

○竹谷　剛生（たけたに・まさお）
　医療法人社団　寿量会　熊本機能病院　言語聴覚士

Not a failure, but low aim, is a crime.
— James Russell Lowell.
―失敗することは罪ではない。低い志を持つことが罪なのだ―
私の座右の銘です。
実習生だった頃を振り返ることがあります。緊張や失敗への恐れから積極的に取り組めなかったことが後悔として心のどこかに残っているのです。今思えば学生なので緊張や失敗は当然です。患者さんと向き合い、目標に向かって試行錯誤しながら得た経験は、今後の基礎となるはずです。実習を有意義な時間にできるよう、願っています。

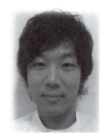

○新野尾　嘉孝（あらのお・よしたか）
　医療法人社団　寿量会　熊本機能病院　理学療法士

提出が間に合わずに実習施設のトイレでデイリーノートを書いていた私が、実習についての本を書かせていただくなんて人生何が起こるかわかりません（笑）。当時から現在に至るまで温かく接していただいている実習指導者の方々に感謝の気持ちで一杯です。臨床実習中に感じたこと、思ったことは私の宝物です。あなたの臨床実習が人生の宝物になることを祈っています。

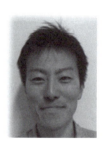

○山田　尚史（やまだ・たかし）
NPO法人列島会　創造館クリエイティブハウス
作業療法士・就労支援員

学生の頃、実習と聞くと不安で仕方がなかったことを思い出します。ですが今では、セラピストとして、人間として成長することを実感できた良き体験だったと振り返ります。同時に、今ほどの知識と経験があれば…。と、後悔することも。そこから、精進と邁進を忘れないセラピストになりたいと思えるようになりました。皆さんのなりたいセラピスト像は何ですか？　そんなキッカケを見つけられる実習となることを祈念しています。

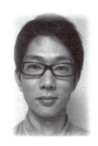

○園田　将士（そのだ・まさし）
社会医療法人　黎明会　宇城総合病院　理学療法士

実習ではかけがえのない経験をさせていただきました。この本が学生時代にあったら、今とは違った自分がいたかもしれません。実習先で待ち構えるものは苦悩ばかりではありません。この本を書くことができたのも先輩方の温かいご指導のおかげだと思っています。新たな出会いに感謝し、素敵な人生を彩っていきたいものですね。

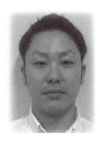

○田中　誘一（たなか・ゆういち）
社会医療法人　黎明会　宇城総合病院　理学療法士

実習ではつらいことがたくさんあるかと思います。実習施設の中で、一番困っているのは病気を発症して入院している患者さんだということを忘れないでください。自分が担当になった患者さんに対して、「何か一つでもよくしてあげたい」という気持ちをもって実習に取り組んでもらえたら幸いです。何事にも一生懸命になって、トライしていき有意義な実習にしてください。

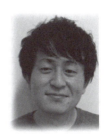

○**小田原　守**（おだはら・まもる）
社会医療法人社団　熊本丸田会　熊本リハビリテーション病院
言語聴覚士

学生時代の臨床実習は、きつく大変だった記憶があります。言語聴覚士になって臨床の現場に出た時に、臨床実習で学んだ多くのことが自分の財産になっていることに気付きました。これからセラピストになる学生の皆さん、臨床実習は大変なこともあると思います。しかし、それが今後の人生の糧になると思います。本書が皆さんのお役に立てれば幸いです。

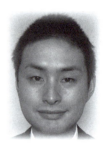

○**岩坂　省吾**（いわさか・しょうご）
医療法人財団　聖十字会　西日本病院　言語聴覚士

リハビリを必要とする家族がきっかけで言語聴覚士になりいろいろ学ばせてもらうことが多いなか、実習にやって来る学生さんからもたくさんのことを学ばせてもらっています。自分もたくさん失敗したなぁと思い出しながら、今回イラストの作業をさせていただきました。学生の皆さんが患者さんやそのご家族の痛みに寄り添うセラピストになれることと、本書が学生の皆さんのスムーズな実習生活の一助になることを願っています。

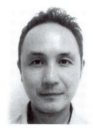

○**池嵜　寛人**（いけざき・ひろと）
熊本保健科学大学　保健科学部リハビリテーション学科
言語聴覚学専攻

「反省はしても、後悔はしない」、私の好きな言葉です。最初からできる学生はいません。実習指導者も教員もあなたのような"過去"があり、経験を積んで"今"に至っているのです。しかし、経験は時が過ぎれば自然と積もっていくものではありません。自分で積み重ねなければ積もりません。一つミスをしたら同じ過ちはしない。それを繰返すことで、塵も積もれば山となるわけです。頭の片隅にでも覚えておいてください。

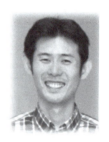

監修者プロフィール

○**遠藤　敏**（えんどう・さとし）

専門学校 社会医学技術学院 副学院長

1976年国立療養所東京病院付属リハビリテーション学院理学療法学科卒業、1993年東洋大学社会学部社会学科卒業、2006年東洋大学大学院社会学研究科福祉社会システム専攻修士課程修了。1976年4月に慶應義塾大学病院月が瀬リハビリテーションセンターに入職、その後NTT東北通信病院整形外科、慶應義塾大学病院リハビリテーション科、株式会社コナミスポーツクラブを経て現在に至る。

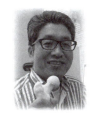

○**松田　隆治**（まつだ・りゅうじ）

帝京大学 福岡医療技術学部 作業療法学科 准教授

1987年熊本リハビリテーション学院作業療法学科卒業。2010年九州保健福祉大学大学院保健科学部研究科博士課程単位取得後退学。1987年4月湯布院厚生年金病院勤務。1998年吉備国際大学作業療法学科助手。1990年九州保健福祉大学作業療法学科助手。2006年熊本総合医療リハビリテーション学院作業療法学科講師。2014年九州栄養福祉大学作業療法学科講師。2016年4月より現職。一般社団法人日本作業療法士協会教育部研修運営委員会生涯教育研修班長。

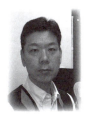

○**大塚　裕一**（おおつか・ゆういち）

熊本保健科学大学 保健科学部 リハビリテーション学科 言語聴覚学専攻 教授

1990年日本聴能言語学院聴能言語学科卒業。2010年熊本県立大学文学部日本語日本文学専攻博士前期課程終了。1990年4月より野村病院勤務後1996年9月より菊南病院勤務、2012年4月より現職。日本高次脳機能障害学会教育・研修委員会委員、一般社団法人熊本県言語聴覚士会監事、くまもと言語聴覚研究会代表、熊本摂食嚥下リハビリテーション研究会運営委員。

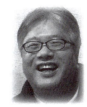

○**小林　賢**（こばやし・けん）

慶應義塾大学病院 リハビリテーション科

1997年国立療養所犀潟病院附属リハビリテーション学院卒業。2010年東洋大学大学院文学研究科教育学専攻博士前期課程修了。2014年東洋大学大学院文学研究科教育学専攻博士後期課程単位取得後満期退学。1997年4月より現職。専門学校社会医学技術学院非常勤講師、臨床理学療法研究編集委員、公益社団法人日本理学療法士協会認定理学療法士試験問題作問委員、コアカリキュラム委員、教育対策本部委員、専門理学療法士（教育管理系）、認定理学療法士（学校教育）。

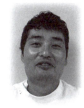

○**内田　正剛**（うちだ・せいごう）

株式会社 くすすま 地域生活応援館 管理者 兼 作業療法士

1991年長崎大学医療技術短期大学部作業療法学科卒業。2012年熊本保健科学大学大学院保健科学研究科保健科学専攻修士取得。1991年4月より佐賀リハビリテーション病院勤務後1994年5月よりにしくまもと病院勤務、2004年5月より現職。一般社団法人日本訪問リハビリテーション協会理事、一般財団法人訪問リハビリテーション振興財団研修班、一般社団法人熊本県作業療法士会会長など。

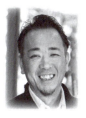

○**内山　量史**（うちやま・かずし）

医療法人景雲会 春日居サイバーナイフ・リハビリ病院 リハビリテーション部 副部長

1990年3月福井医療技術専門学校（現 福井医療大学）卒業。1990年4月春日居リハビリテーション病院（現 春日居サイバーナイフ・リハビリ病院）入職。一般社団法人日本言語聴覚士協会副会長、一般社団法人山梨県言語聴覚士会会長、日本音声言語医学会評議員、全国リハビリテーション医療関連団体協議会報酬対策委員会委員、山梨県地域包括ケア推進協議会委員、甲府市在宅医療・介護連携推進会議委員、山梨県インクルーシブ教育関係機関連絡調整会議委員。

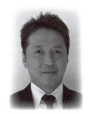

これで解決！PT・OT・ST 臨床実習まるごとガイド

2017 年 3 月 30 日　第 1 版第 1 刷 ©
2021 年 9 月 20 日　第 1 版第 3 刷

監修（代表）	大塚裕一	Ootsuka, Yuichi
発行者	宇山閑文	
発行所	株式会社金芳堂	
	〒606-8425 京都市左京区鹿ケ谷西寺ノ前町 34 番地	
	振替　01030-1-15605	
	電話　075-751-1111（代）	
	https://www.kinpodo-pub.co.jp/	
制作	株式会社桜風舎	
印刷・製本	亜細亜印刷株式会社	

落丁・乱丁本は直接小社へお送りください．お取替え致します．

Printed in Japan
ISBN978-4-7653-1710-8

JCOPY ＜（社）出版者著作権管理機構　委託出版物＞

本書の無断複写は著作権法上での例外を除き禁じられています．複写される場合は，そのつど事前に，（社）出版者著作権管理機構（電話 03-5244-5088，FAX 03-5244-5089，e-mail: info@jcopy.or.jp）の許諾を得てください．

● 本書のコピー，スキャン，デジタル化等の無断複製は著作権法上での例外を除き禁じられています．本書を代行業者等の第三者に依頼してスキャンやデジタル化することは，たとえ個人や家庭内の利用でも著作権法違反です．